たっては一京円というから、気が遠くなる。当たらずとも遠からずであろう。

人類の一％が、残り九九％の資産の合計より多くの富を所有しているのだ。

さらに、その一％を支配する二大勢力が、奴らだ。それくらいの資産独占は当然だろう。

●〝知の反逆〟に立ち上がれ！

つまりは一％を、さらに支配するイルミナティ。〝かれら〟は全世界に監視の網を広げ、政界、学界、財界、さらにマスコミを支配してきた。そして、自らに〝不都合な真実〟を、絶対流させない。

そこには、明らかに、触れてはいけない、流してはいけない事実、人物などの極秘ファイルがが存在するはずだ。

ソマチットも、〝不都合な真実〟ファイルにリストアップされてきた。これは、まちがいない。だから、マスコミは、書けない、触れない、喋れない……。

地球と人類を支配する連中の狙いは、人類の知性を家畜レベルに貶《おと》めて、管理することだ。

だかこそ、目覚めたわれわれは、〝知の反逆〟に、立ち上がらなければならない。

自らの知性を、家畜レベルから、人間レベルに引き上げなければならない。

●この対談本こそ、まさに〝知の反逆〟

増川いづみ氏と福村一郎氏との、この対談本こそ、まさに〝知の反逆〟への血を掻き立てる。

ソマチットについて、書くこと、語ることは、医学界、生理学界で、いっさいタブーである。ソマチットの〝ソ〟の一言をいっても、ブーッ！　警報ブザーが鳴る。

だから、誰も知らない。しかし、だからこそ、面白い。

誰も知らないことを知っている。この痛快感。壮快感。ざまあ見ろといいたくなる。

さて――。

私がソマチットについて、詳しく知ったのは一冊の本がきっかけだ。『ソマチット――地球を再生する不死の生命体』(福村一郎著　増川いづみ特別寄稿　ビオ・マガジン)

日本には、憲法で保障する言論・報道・出版の自由がある。(憲法第一二条)

さすがに、悪魔的な〝闇の勢力〟の支配も、民間の多くの出版社にまでは、およばない。だからこそ、出版文化が担う責任も重い。新聞も、テレビも、学問も、とっくの昔に敵の手に墜《お》ちているのだ。だから、あなたは本を手にとり、読まなければならない。

知ろうとすることは闘いであり、知ることは、勝利なのだ……。

●顕微鏡に不思議な物体が……

以上のように、ソマチットを語ることは、〝闇の勢力〟支配を語ることだ。

ソマチットを広めることは、〝闇の勢力〟と戦うことなのである。

それは、ソマチット発見者ガストン・ネサンの不運で数奇な運命をたどれば、自明である。

ソマチットという言葉を最初に聞いたのは、尊敬する森下敬一《もりしたけいいち》博士（国際自然医学会会長）からである。

「若い頃は、研究室に一週間くらい泊まりこんで、研究に没頭したもんだよ」

先生は、豪快に笑う。

「で、顕微鏡を覗いていると、どうも不思議なものが見える」

それは、画面を横切ったり、クルクル不思議な運動をする〝光る点〟である。

若くて好奇心旺盛だった森下先生は教授にたずねる。これは、なんです

序文

血湧き、肉躍る！　読むほど高まる知の昂奮
――もはや、ソマチットを知らずに、医学、生理学は一言も語れない

船瀬俊介

人類を家畜レベルにするイルミナティの陰謀

●マスコミ絶対タブー、ソマチット

読み進んで、これほど知的昂奮を覚えた原稿は、珍しい。

一言でいえば、じつに面白い。ハラハラ、どきどき、ワクワク……まさに、

血湧き、肉躍る！

しかし、一般大衆にとってみれば、ソマチット……？　いったい、何のことやら、であろう。なぜなら、現代社会では、この名前をメディアで目にすることは、皆無だからである。

朝日新聞にも、日経新聞にも、NHKにも、いっさい登場することはない。ましてや、テレビで、この名前が口にされることは絶無である。

なぜか？　世界のマスメディアは、完璧に〝闇の勢力〟に支配されてきたからだ。

〝闇の……〟うんぬんと、もってまわった言い方は、面倒臭い。

そこで、私は、そいつらの名前をハッキリ書くことにする。

それは、国際秘密結社フリーメイソンであり、その中枢組織イルミナティであり、その勢力を二分するロックフェラー、ロスチャイルド財閥である。

つまり、現代世界は、この二つのファミリーに支配されてきた。

ロックフェラー一族の保有する資産は一〇〇〇兆円、ロスチャイルドにい

超微小生命体ソマチットと周波数

科学がひた隠すあらゆる生命活動の基板

増川いづみ×福村一郎

ヒカルランド

か？

「ああ、森下君、それは〝プラーク〟だよ」

学術用語で、〝プラーク〟とはゴミのことである。

それにしては、生き物のように動いている。不思議だ。また、先輩に訊く。

これは、なんでしょう？

「それは、〝プラーク〟だよ！」

それでも、納得せず、食い下がって、この不思議な物体について、尋ねてまわった。

「するとね……」と、先生は、いたずらっぽい笑顔で言った。

「ぼくに、〝ドクター・プラーク〟という渾名《あだな》がついちゃった」（笑）

若き森下先生を彷彿《ほうふつ》とさせる、いいエピソードだ。

●気分、ストレスで一六段階に変態

博士は、研究を進め、それが、たんなる〝ゴミ〟ではなく、ソマチットと呼ばれる微小生命体であることを突き止めた。

ソマチットの大きさは、赤血球の百分の一以下。通常の顕微鏡では、かろうじて見えるか見えないかのサイズだ。

それを教授、先輩どころか、全国の研究者たちは「脂肪滴やゴミのブラウン運動」と一蹴して、一顧だにしてこなかった。

多くの研究者たちは、既成の理論に合わない現象に出会うと、色々、理屈をこじつけて黙殺しようとする。それは、怠慢と保身のためである。

しかし、〝ドクター・プラーク〟青年は、猪突猛進した。

発見者ガストン・ネサンも同じく直情径行の学究であった。

ネサンは、超高倍率の光学顕微鏡を開発して、この未知の生命体の観察に没頭する。そうして、この〝ミクロ生命体〟にソマチットという名前を付けた。

それは〝小さな命〟という意味である。

そして、顕微鏡を覗くネサンは、驚愕《きょうがく》現象を目の当たりにする。

それは、なんと一六段階で変態したのだ。

血液中ソマチットは、その状態によって、刻々と形態を変化させ、ネサンを驚嘆させた。その変態は、病気やストレス、ネガティブな気持ちなどによって、次々に変容して、体内環境が悪化すると、ついには硬い殻をつくって中にこもってしまう。

さらに、超高熱、超高圧さらに強烈放射線の照射にも耐える。

まさに、不死の生命体なのだ。

「……これは、どこかで聞いたことのあるふるまいである。そう、免疫機能である。ソマチットはどうやら、白血球をも支配してるようなのだ。なぜ、そのようなことが可能なのか。それは、ソマチットの方が白血球よりも、はるかに先輩であることがわかったからだ。DNA（デオキシリボ核酸）の前駆体とされるゆえんでもある」（福村氏、同書）

生命はソマチットによって宇宙から飛来した⁉

●隕石に乗り宇宙から飛来した

私は、ソマチットの一六段階変化を知って、このミクロ生命体におおいに興味を抱いた。さらに、好奇心を掻き立てたのが、つぎの件《くだり》だ。

「……ソマチットは、動物にも、植物にも、鉱物にも、存在する。驚くべきことに、古代の貝の化石から目覚めたものもある」（福村氏）

「ソマチットは非常に効率のよいコンデンサーとして、免疫の恒常性維持機能（ホメオスタシス）の基本を握っているようなのである」（同）

さらに、さらに……知的に昂奮したのは、次の箴言《しんげん》だ。

――神は鉱物の中で眠り／植物の中で覚め／動物の中で歩き／人間の中で思惟する――

（古代インド、ウパニシャッド哲学経典）

まさに、これこそ、ソマチットではないか！

さらに、ソマチットは、隕石に乗り宇宙から飛来した、といわれる。

ここで、知的昂奮は極限にたっする。生命誕生の謎は、ソマチットが握っている。

増川いづみ氏は、本書で「宇宙飛来説は正しい」と断定している。

さらに、本書で、私はソマチットが様々な波動に感応することを知った。

●チャーミングで愛らしい存在

じつは、ちょうど『未来を救う「波動医学」』（花伝社）を書き上げたばかり。その基礎文献として本書は、じつに役立った。

波動医学は、患者の各器官の固有周波数のズレで診断し、波動調整で治療する。

ところが、ソマチットは、その波動に敏感に反応する。

なら……波動――ソマチット――器官、というように、ソマチットが波動伝達の中間に媒介として存在しているのではないか？

波動医学の研究者でも、ソマチットの存在は、盲点である。

本書を一読して、さらに、このミクロ生命体に魅了された。

それは、じつに、わがままでチャーミング！　宿主が怒りっぽいと、嫌って、逃げ出してしまう。そんなところが、傑作アニメ『となりのトトロ』に登場する〝まっくろくろすけ〟みたいで、なんとも可愛い。ユーモラスでもある。

本書で、その魅力的で、愛らしい〝ふるまい〟を、おおいに楽しんで欲しい。

カバー　櫻井浩（⑥Design）
協力　宮田速記
校正　麦秋アートセンター
本文仮名書体　文麗仮名（キャップス）

超微小生命体ソマチットと周波数◎目次

第2部　免疫と微小生命体

第3部　水とケイ素と微小生命体

第4部　微小生命体から人類の未来へ

第1部

宇宙と微小生命体

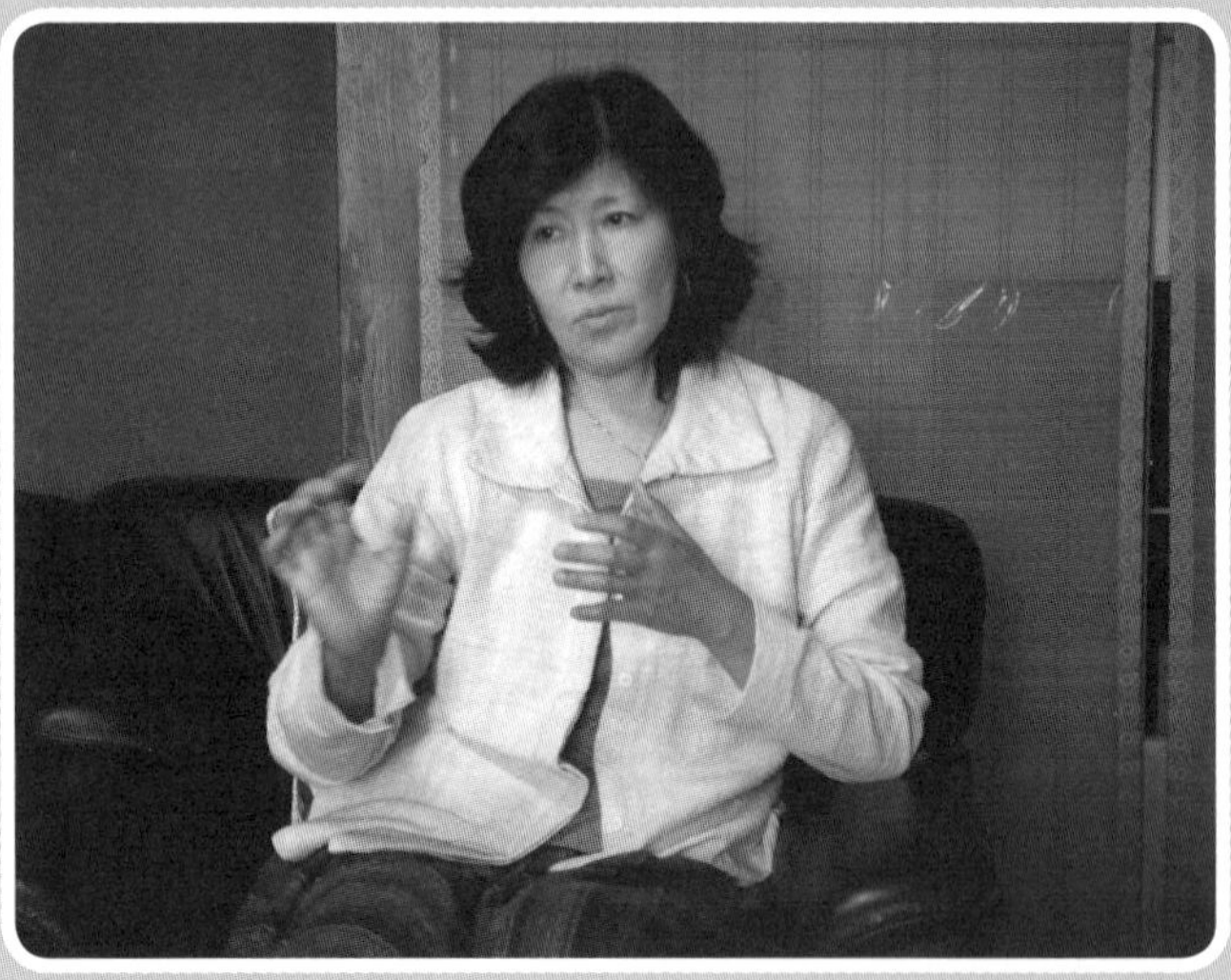

増川いづみ先生

微小生命体は地球上で何をやったのか

増川　ソマチットという言葉が今なぜまずいかといいますと、ソマチットそのものが元気だと免疫がすごいからです。このことを研究した人たちはみんな、世界中でたいへんな圧力を受けていて、ガストン・ネサン氏のように医師法違反か、大きい病院の医師でも、微小生命体の研究をすると免職になったり、迫害されている。そういう問題があるからちょっと微妙なのです。ソマチットと言わないで「微小生命体」という言葉でまず統一していきましょう。

それに福村先生はもう1回、捕まっている。これは言ってはいけません(笑)。公安とかに脅されます。微小生命体の研究をやっているとまた捕まりますよと。

福村　これは物すごく大ごとになってしまうので、むしろ枝葉のほうの研究からだんだんと広げていく。

私は微小生命体の研究というのは、絶対に人間の生活に役立つと思っている。100％の確率で自信がある。

もともと微小生命体が地球の上で何をやったのかというと、生命の誕生を促しているんです。これが多分一番大きい仕事です。

増川　生命の誕生ということは、DNAの組成にまで関与しているということです。

福村　生命の誕生をやるということ自体、考えられないほどの頭脳、要するに知恵と能力が必要です。知恵だけじゃダメなんです。能力もないとね。

従来、地球の上で生命がどうやって誕生したのか、いろいろな説がありますね。雷だとか、深い海の底で偶然できたとか偶発的な物語で、これだという確たる説明はまだ1つもないんです。

増川　微小生命体自体はどうやってできたのかと、そういう問題になりますよね。これはどこから来たのか。それはやっぱり隕石に乗ってやってきました。

福村　多分、宇宙から隕石で来たんだと思います。隕石で来たかどうかということは、後で説明します。NASAが何で探査機を上げているのかというと、微小生命体の研究のためなんですよ。

増川　宇宙で1つの惑星からの1つの隕石でも、違う星だと全然違う微小生命体がいるわけです。それの研究で各国が競い合っています。

福村　隕石があって、その隕石の中に必ず宇宙のどこかでかつてその生命が栄えた星があって、例えば、何かで爆発しますよね。そして宇宙のちりになって飛んでいる。

増川　それがまた別の星の組成にかかわるわけです。そしてまた爆発して、超新星の誕生と終わりに……。

福村　飛んでいたちりが到着する。ところが到着しても、この微小生命体の特色なんですけれど、水がないとダメなんです。水のHとOを利用しながら物質の変換を行っているんです。

増川　微小生命体は物質変換能力を持っています。

福村　原子変換というものですね。

例えば、マグネシウムをカルシウムにするとか、ナトリウムをカルシウムにするとか。そういう原子変換の要領で、いろいろなニュー金属ができているわけです。

地球には、もともとはそんなにたくさん元素があったわけじゃないんです。だんだんとできてきたと考えられるんですけれど、生命の誕生も一緒なんです。

増川　シンプルな合成からより複雑な組成の為に原子転換の連続による細胞の複雑化ですね。

福村　だから生命の誕生そのものは、途方もない頭脳の集結なんです。

1つは、顕微鏡の中でバクテリアが発生する状態を見たことがあるんですね。顕微鏡下で全然親もいないのにバクテリアができてくるわけです。親がないんですよ。ということは、それイコール生命誕生なんです。

増川　完全に無から有ですよね。

福村　ところが驚いたことに、生命誕生というのは偶発ではない。なぜかというと、生命が誕生したということは、その誕生したものの食べる物があるということです。

増川　エサが用意されていなければ生命は発生しません。

福村　食べる物がなかったら、生まれてすぐ死んでしまう。生まれてすぐ死んだものは、生命誕生にならないんです。生まれて生き続けなければいけない。ということはエサが必要なんです。

　ところが地球の初期の段階でエサがあったか。ないですよ、岩石ばっかりで。

　それでこの微小生命体は、自分と同じエサにしようと考えた。自分は何を食べているのかというと、水素の自由電子を食べているんです。要するにマイナスイオンと言われているものです。

自分と同じエサなら、自分が大丈夫なんだから、こいつも大丈夫なはずだということで、とりあえず一番先に生まれた生命体は水素の電子で生きるようにセットしたわけです。

増川　だから微小生命体は水素が好きですね。

福村　シアノバクテリアの中には水素を食べているやつがいまだにいるんです。それはそのときの名残です。

第3世代ぐらいになると、仲間のバクテリアを食べるとか、その死骸を食べるとか、いわゆる食物連鎖が始まるんですけれど、食物連鎖が始まる前は、とりあえず自分と同じものをエネルギー源とするものをつくれば間違いがないということが1つ。

それから、生まれても、いつまでも生きているわけはない。

そのまんま死んじゃったら、これは生まれたことにならないのです。繁殖しないと。

だから生殖機能も何らかの形で持たないといけない。

最初は分裂、そのうちに自己生殖、それから今度は異性がいて生殖できるというぐあいにして、生殖のパターンは変わってきているわけです。

でも一番最初はそれができないから、とりあえずは分裂で子孫ができるという仕組みを教え込んだわけです。

ただ、教えるというのは難しいから、遺伝子という、要するに代々引き継がれるものをつくり上げてセットしたんです。

ですから、バクテリアには遺伝子があるんです。

微小生命体はスーパー能力を持つ

福村 微小生命体はもともとスーパー能力を持っているので、遺伝子の必要がないんです。微小生命体は、物によっては遺伝子より小さいですから、遺伝子が入り込む余地はない。

増川 超能力を持った生命体で遺伝子は要らないです。

福村 大きさは、大きいので大体200ナノぐらい、小さいので50ナノぐらい。どうも小さいほうがエネルギーが高いみたいです。

増川 微小生命体の場合、いくつもが統合して一見大きく見えたりしますね。自由自在に大きさを変えられることも大きな能力の一つですね。

福村 簡単に言って、生命誕生を促すためには、スーパー能力を持ったやつがやらないとダメだということです。偶然にはできないということです。
繁殖からエネルギー源まで全部世話して、つくらなきゃいけないんだから。そうじゃないと誕生したことにならない。

増川　温度幅もありますし、乾燥しても大丈夫ですし、凍結しても大丈夫です。溶岩の中でも、何千度でも生きていられる。こういう超生命の能力を持っています。

福村　どこでも生きられるんですよ。

増川　乾燥しても、ただ動かないだけで生きられるわけです。

福村　高温とか高圧に関しては、バリアをつくる能力を持っているんです。

増川　瞬時にバリア（殻）をつくります。

福村　例えば簡単なバリアは、微小生命体を水の中に入れておいて、強塩酸を入れるんです。そうすると瞬時に周りに薄い膜を張ります。

増川　金属膜みたいなものですね。

福村　それも1匹じゃなくて、5匹ぐらい集まって周りにホワホワホワと。

増川　グループになって殻に入るのですね。後から出るときには、殻からピョン、ピョンと出てきます。

福村　環境が変わればまた出てきます。

増川　その出方がピョン、ピョンと1匹ずつ出てくるので、顕微鏡で見るとおもしろいです。

福村　一番かたい殻は、多分宇宙から飛んで来たときに隕石の中に含まれていたやつ。物すごく丈夫だと思います。

増川　ダイヤモンド以上のかたさですね。

福村　私は究極のバリアと呼んでいるのですが、ガストン・ネサンはメビウスの頭と言っています。とにかく猛烈にかたいんです。ダイヤモンドのカッターでも切れない。

どういう意味かというと、こういうことなんです。

ガストン・ネサンが光学顕微鏡では能力に限界があるから、電子顕微鏡で見たいと考えたんです。彼は解像度が3万倍の顕微鏡を持っているんです。

我々が持っている顕微鏡は1000倍ですから、30倍の解像度です。それでも不十分だと考えたわけです。

ところが電子顕微鏡というのは動くものは映らないんです。動かないものは映る。動かないためにはプラスチックで固定しなきゃいけない。

微小生命体を水の中に置きながら、それをプラスチックで固めるという作業をやるんですね。それは微小生命体にとっては大変ご迷惑な話なんです。

バリア（殻）をつくらなければいけない。プラスチックで固めようとすると、バリアをつくってしまう。

増川　そうすると、見えなくなってしまいます。

福村　プラスチックの中でかたい殻をかぶっているわけです。だから、電子顕微鏡で眺めようとすると、殻だけ映るわけです。

この殻というのは全くの深淵。真ん丸の銀色に光る、何の金属かわからないけれど、物すごいんですね。

増川　瞬時にその金属をつくる能力がすごいですよね。

福村　その中を見るために、ダイヤモンドのカッターでプラスチックごとスライスして、どこかに穴をあけて、ふたがあいたら眺めるという作業をガストン・ネサンはやったんです。ところがダイヤモンドのほうが欠けちゃう。

増川　だから結局、今度は違う顕微鏡を開発する研究に入ったのですね。

福村　それで、けっきょく中をのぞくことはできなかったんですよ。

私は、彼が何でできているのかということ、それから何なのかという彼の正体については、余り研究しないことにしているんです。我々はわかる能力を持っていない。我々よりはるかにスーパー能力を持ったやつだから。

増川　知能が進んでいるという感じですよね。

福村　そういうやつと知恵比べをして、彼が何なんだということがわかるのか。要するに、神社に行って、神様は何でできているかなというのと余り変わらないんですよね。

増川　神聖を宿した微生物みたいですね。

福村　それで私は微小生命体の能力を調べたり、何でできているか、何なんだということは研究してないんです。研究を断念したというより、到底無理なんだ。要するに、我々は説明できるような能力は持ってないんだと。

体の中の原子変換の秘密を探る

福村　さっきちょっとお話ししましたが、ＮＡＳＡがロケットを上げていますよね。探査機を上げて何をやっているのか。

増川　昔から生命誕生の秘密を探っています。

福村　まずとりあえずは、水はあるのかないのかということを探しています。そして、最初は向こうに生命体があるなら、あるいは地球と手が組めるかとか、夢みたいな話をしていたんですけれども、この間、中国がロケット（探査機）を上げるというので、中国の場合ははっきりと資源開発だと言ったんです。

その意味がわかる人は少ない。何で宇宙開発が資源開発なんですか。宇宙から資源を持ってこれないでしょう。だから資源開発にならない。だけど、中国ははっきりそう言ったんです。

これはどういう意味かというと、金の鉱脈というのは炭素の中にあるんです。炭素鋼があって、その中に金の鉱脈が走っている。

ということは、要するに金をつくる生物が炭素鋼の中にいるんじゃないか。炭素を何らかの形で原子変換して、金をつくっているのではないかなということを考えた人がいるわけです。

増川 だから黒鉱の中に金があるのです。黒鉱という黒い石は炭素じゃないですか。大体黒い石を探して、そこから金をとります。

福村 それをケルブランという人が一時提唱したんです。

増川 取れなかったですけれどノーベル賞の候補になりました。

福村 ナトリウムがマグネシウムになり、マグネシウムはカルシウムになり、カルシウムはカリウムになると。要するに、電子のやりとりで、水の電子を移動させる。だから酸素と水素。

増川　電子変換していくから、なくても体の中でつくれる。

福村　カリウムがあって、カリウムの電子の数は39、そしてカルシウムが40だとすると、水素電子の1個をやりとりする。

例えば、片方から1個抜く、あるいは片方に1個足す。そうすると物質が変換する。違うものになるということを説明したわけです。

でもケルブランは明確な立証ができなかった。明確な立証というのは、誰がそれをやったかということです。それを証明できなかったから、ノーベル賞は取れなかった。

だけど数式を出して、それは全てに当てはまった。この物質がこう変化していって、これだけ多種の元素が存在するんだなというのがわかったわけです。そして、無視されたんですけれど、多くの学者はもしかしたらそうかもしれない、この説は合っているのかもしれないと。

増川　ケルブランの法則をケルブランに提唱したのは、日本の桜沢如一先生というマクロビオテックの創始者なのです。

福村　日本でも、元素が変換するということを説明した人は5人ぐらいいます。

それで、別にフェルツェイレという人がいるんですね。この人は水の容器の中に種を1個入れて、そして置いておくと、水耕栽培じゃないけれど、そこから芽が出てずっと伸びていって、上に葉っぱが出ます。そうすると、何回計算しても、重さが種よりも全然でっかくなっているわけです。水の中で。

でっかくなるということは、当然、原子量がふえているということです。今までなかった元素も入ってくる。そうすると、それはどこから来たんだということで、何かこの水の中で原子変換をやるやつがいるに違いない。そうしないとふえるはずがないということですよ。

増川　でも、牛は草を食べて、あんなしっかりした重い骨をつくるわけでしょう。ゴリラも、カリウムたっぷりのバナナを食べて、あんなしっかりした骨ができているわけじゃないですか。あれはみんな体の中の原子変換能力ですよね。

福村　ですから、いわゆる原子変換が、生物の中ではしょっちゅう行われているんじゃないかなと、ケルブランはニワトリの卵で説明したんです。

ニワトリが卵を産んでいる。そのニワトリに貝殻とかそういうのを食べさせないで、菜っぱだけやるんです。そうすると、だんだんと卵の殻がなくなっていく。最後はブヨブヨの袋だけで産むんです。周りにカルシウムの殻がなくなっている。そこまで来てから、今度はカリウムを粉にして食べさせる。そうするとまたカルシウムの卵を産み始めるんです。

ということは、カリウムをカルシウムに変える仕組みがニワトリの中に存在するんじゃないかということだったんですね。

これは誰が実験しても、結果は一緒。我々がやっても一緒です。ですから、半分は信じた人がいるわけです。

要するに、生体内で原子の変換が行われているなということが理解できる。それでアメリカの大学で実際チームを組んで、金の鉱脈の周りの炭素を一緒に引っ張り出して、調べたわけです。多分、いたんですよ。ただ、金がつくれるとなるとえらいことです。

増川　炭素の中で人工的に培養してつくれるかもしれないですからね。

福村　炭素量だけ金ができちゃったら、えらいことになるからね。だからこの話はそのんま……。

増川　錬金術が可能になってしまったら大変ですよね。大問題です。

福村　多分、消されたんだと思います。

増川　それをやった人はいなくなりました。行方不明です。

微小生命体の研究

――微小生命体は貝化石とサンゴ。それ以外にもいろいろな鉱物にも入っていますけれども、石にも入っていたりするわけですか。

福村　多分、溶岩が変成した石には入っているはずです。初期の段階で、溶岩の流れに従って地球上に分布したと考えられるんです。ですから、もちろん生物には全部いるけれど、岩石は中にいる岩石といない岩石があります。

多分、変成岩にはほとんどいるんじゃないかなと思っています。

――その微小生命体も、入っているものによって例えば体のどこかに効くものとか。

福村　それは過去の経験なんです。

増川　微小生命体でも出が違います。もともと金星出のものもあれば……。

福村　植物の微小生命体を幾ら食べても役に立たないというのと同じで、自分にマッチするかどうかは、その都度、やってみないとわからない。

たまたまマッチするものを順番に見つけていく作業を今やっているわけですが、これは物すごい膨大な研究なんです。

増川　本当は医師とか生理学の研究者がやるべき研究ですね。

ですが禁止されたようなもので、ご法度になっています。アメリカでもご法度みたいですし、カナダもすごい圧力がかかっています。世界中で微小生命体は圧力がかかっています。

やはり製薬会社が幅をきかせているからでしょうか。闇の権力者が製薬会社と大病院を全部持っているからです。

福村　禁止されていなくて、ひそかに研究しているのがロシアと中国です。

ロシアは科学アカデミーが堂々とやっています。

中国は伏せてやっていたけれど、探査機を上げるときに資源開発だと言った。宇宙に行って水があれば、新しい鉱物がある可能性がある。だったらそれをつくり出す微小生命体を見つけ出すのが一番早いということで、はっきり堂々と資源開発だと言ってロケットを上げ始めたわけです。

増川　そもそも鉱物と星は関係があるので、来たもとの星が違っていれば、微小生命体も例えばガーネットに反応したり、ジェイドに反応したり、反応が違うので、多分種別になると思います。

メタルもそうなんです。銅にすごく反応する微生物もあれば、鉄に反応する微生物もあります。

福村　中国は相当に研究を進めているけれど、一般に書物に出たりなんかはしない。

増川　表には出さないでしょうね。

福村　やってはいる。

それでなかったら、宇宙に探査機上げるのは資源開発だという発言は出てこない。だから僕は、ああ、やっているんだなとすぐにわかった。

増川　中国は、ハーバードとか日本の幹細胞のときにも、いち早く研究所に見学に来ています。

微生物をすごく研究しています。

幹細胞と微小生命体というのはすごく近いんです。似ているので少しかぶりますよね。

福村　別のやり方で説明している可能性がある。

これなんかは完全に体の調子が変わってくるから、別に微小生命体の話をしなくても、それなりに広まる可能性があるわけです。

影響を与えるところはもうわかっているから、あとは実験的に各臓器に共鳴すればいいわけです。その音がそこを和らげて、エネルギーを上げてくれればいいわけだからね。

生命誕生と原子変換

福村　今説明したことと、これからだんだんと説明することは全部関連があります。

増川　でも、余りお話しし過ぎても、後でカットしないと先生の命が危ない。アメリカなんかすごいです。ソマチットの研究家はみんな潰されています。

福村　生命誕生という物すごく難しい事柄と、原子変換は必ずどこかでつながっている。原子変換がなければ、生命誕生はできなかったはずです。

例えば、バクテリアをつくりますよね。バクテリアの外側の殻とか、要するにタンパク質でできている可能性が高いわけです。

生命を誕生させるときに、そこにタンパク質があるかどうか。そのころの地球には余りないよね。どこかで水の中から引っ張り出すか何かしないとない。

だから途方もない能力を持っていると考えられるし、同時に、それからの生命の歴史からいったら、DNAは間違いなく彼がつくったんだと考えられるんです。

増川　DNAのクリエーターです。

福村　DNAも彼がつくったし、そして彼はDNAよりはるかに優秀な記憶、情報を持っているということです。

増川　設計士ですから。

福村　つくる側です。少なくともDNAをつくれる能力があるということは、とんでもない能力を持っていた。

増川　小さいけれども、大いなる意思のゴッドと変わらないような。

福村　ほとんど神に近いというか、僕も研究していて、これは大変な代物なんだなと。

貝の中の微小生命体の働き

増川　さっきハマグリの話をしていたんです。かたい殻がだんだん大きくなっていくわけですが、よく考えたら、あんなにかたいものが伸びるわけがないじゃないですか。

それには微小生命体が内側を溶かして、外に広げていく。溶かさないと、中は小さいわけですから、あんなにかたいカルシウムが伸びるわけがないです。

伸びるのではなくて、溶かして、内側を広くしながら、外へつくっていく能力がないとできない。

カルシウムを溶かすのに微小生命体が関与しているんじゃないかという話

をさっきしていたんです。

だって、大きくするといっても内側はかたいわけです。小さいわけです。それが中の成長とともにどんどん大きくなるというのは、すごい能力だということです。

やわらかいならともかく、あり得ない。やはりこれは微小生命体の関与ですよ。

福村　僕らが食べる中身のほうは栄養があれば大きくなるんです。生き物だから。殻は生きてないですから。

増川　中身は有機物でも殻は有機物じゃないです。

福村　ミネラルです。

増川　無機物があんなに大きくなっていくのは不思議なことです。

福村　鉄にエサやって、ピストルになるということはないですから（笑）。そうでしょう。ミネラルはエサじゃ大きくならない。

増川　鉄にエサを与えて伸びることはあり得ません。これは微小生命体の働きだと、さっきお昼を食べながら話していたんです。微小生命体はすごいですね。

福村　そのことを立証できたんです。要するに、私はもう10年間扱っているんですが、北海道の八雲地方に貝の化石があるんです。

これは2500万年前に、地殻の変動で生き埋めになった。そのとき、今言った仕組みで、微小生命体が貝殻を大きくしようと作業していたわけです。大きくするための条件としては、まず貝殻を溶かしながら上へ上へと運ぶ能力がある。それがまず1つ。それから、大概お母さんと同じ形になる。

増川　コピー能力。溶かしてもいびつになったらしようがないですね。

福村　親と同じ格好になる。違う格好にならない。四角になったり三角になったりしないんです。その種類の貝は大体同じ形になる。

増川　形状記憶と設計能力がないと同じ形にならない。完全に同じ形ですよね。コピー能力です。

福村　大変な能力ですよ。そこには遺伝子が存在しないのにそうなるわけです。ミネラルの中には遺伝子はいませんからね。

なおかつ、水の中にカルシウムがないのに、カルシウムでどんどん大きくなっていくわけです。

ということは、何かの物質をカルシウムに変えるスーパー能力があるということです。

増川　水の中にはそんなにカルシウムはないですよね。

福村　そして、そのままそれが貝の中に眠っていたわけです。

普通は貝殻が大きくなっていって、そして中身が死にます。そうすると、そこから発する生体電気というのがあります。微小生命体はその生体が生きて成長している間は殻を大きくする作業をやっている。

ところが死んだとわかると、作業をやめて外に出てしまうんです。いなくなっちゃうんです。微小生命体はわかるんです。無駄なことはしないんです。

増川　無駄なことはしないで、そこから逃げる。だから生命がなくなったら、体から微小生命体は逃げるのです。

福村　そして身のほうにいた微小生命体は、死んだとわかったら、バクテリアをつくり出して、身を分解しちゃうんです。非常におもしろい作業をやるんです。

これは人間が死んで腐るのと一緒ですよ。

増川　要らないものを分解します。

福村　そう、不要になると分解する。それまでは生体の中にいて、その生体をできるだけ長生きさせるように頑張るわけです。

増川　だけどもう生命が終わったとわかったら、分解が始まる。

福村　そうなんですよね。あれがすごいですよね。

増川　でも、それは私たちのアポトーシス機能と一緒ですよね。要らない細胞は自己破滅を始めます。

福村　もうこれはダメとわかった段階で、今度は掃除に入るわけです。

増川　自己分解に入るんです。

福村　この世における生体のバクテリアの発生は、全部それが理由です。自己発生です。

昔、アントワーヌ・ペシャンという人とルイ・パスツールが論争をやったんです。

パスツールは、バクテリアはうつるんだ。ここのバクテリアがこっちにうつるから、流行性の病気というのは全部バクテリアの移動が原因だと。

そのころはバクテリアという考え方だったんだと思うんだけど、こっちに寄生して、そしてこっちも病気になるんだと言っていたんです。

ペシャンはバクテリアは内部発生、内部からも出るんだと言って、最後まで論争したわけです。ところがパスツールのほうが有名だったんです。

増川 だからパスツールが勝ったのです。政治力があったのですね。

福村 勝ったんだけど、パスツールは死ぬときに言ったそうです。「もしかしたらペシャンが正しいのかも」（笑）。死ぬ前に言ってやらなきゃね。

増川 だって完全に内部発生していますよね。

福村 内部発生です。

増川　密閉した容器の中で、バクテリアがなかったところでバクテリアは発生するわけですからね。ウジもそうですけれど。

第2部

免疫と微小生命体

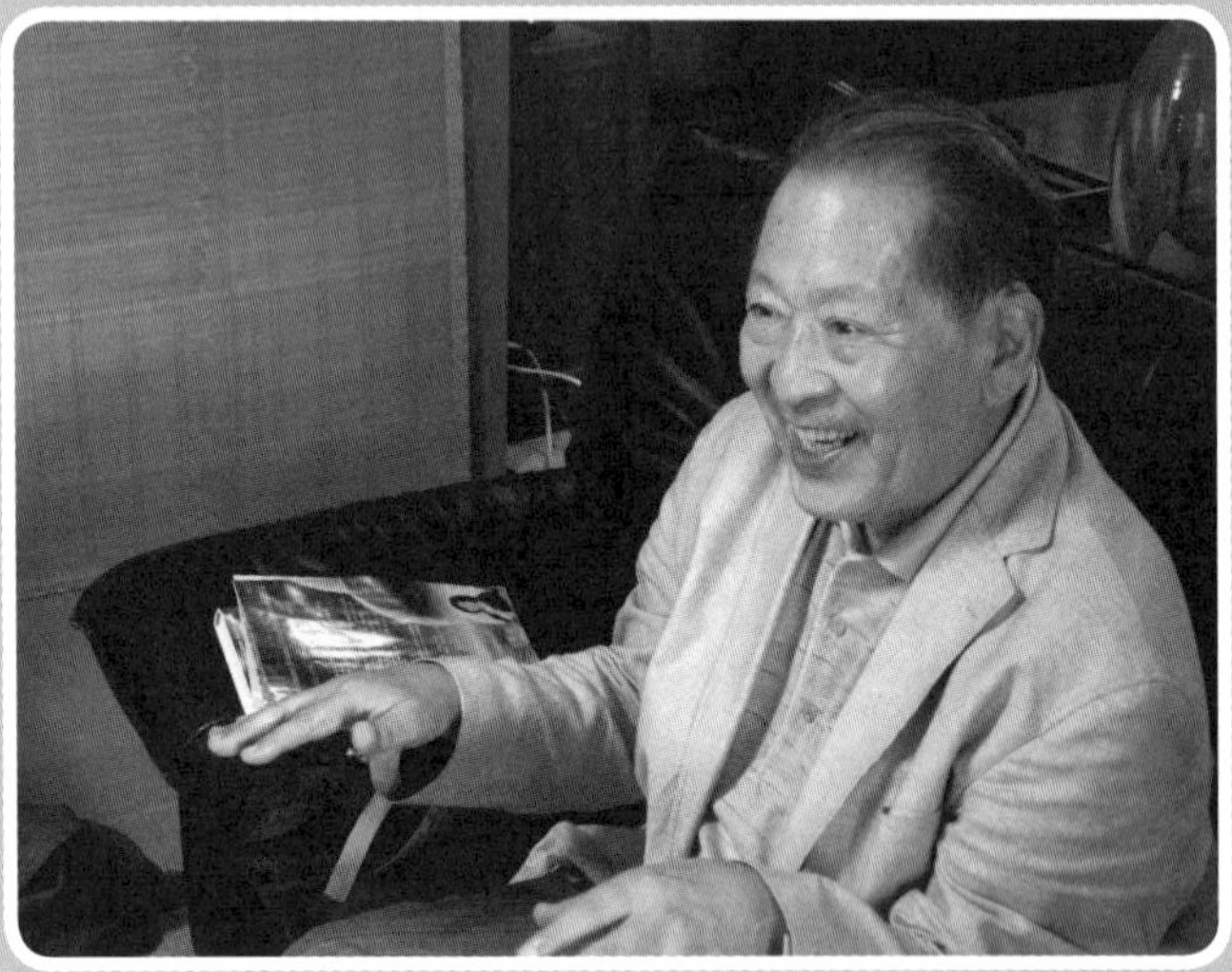

福村一郎先生

あらゆる器官にある免疫を統御しているものは？

福村　生体が生きている間は、なるたけ長生きできるように、あらゆる努力をするということがわかってきたんです。そのことを実は免疫というんです。免疫というのは、その生体がなるたけ病気にならないように、なるたけ健康で大きくなるようにやるテクニックのことなんです。だから免疫というのは非常に幅が広いんです。

増川　白血球がふえるのが免疫ではなくて、生命維持を支えるのが免疫。白血球はほんの15％ぐらいだと言っていましたよね。

福村　だから大変な作業なんです。人間の体の中でも、免疫機構というのは山ほどあるんですよ。

増川　皮膚でさえも免疫があります。

福村　あらゆるところにあります。肝臓にもある、腎臓にもある、心臓にもある。もちろん、血液の中にも白血球がいて免疫をやっているんですけれど、全てを支配しているのはこいつなんです。白血球を動かしているのも結局、微小生命体です。

増川　免疫監視システムがあるから、その指令を出して白血球を出します。

福村　指令を出してやっているわけです。人間のほかの細胞たちは、自分の意思では何かをやらないんです。

人間の細胞には意思はないんです。意思があって、自分で勝手なことをやり出したら事件ですよね。

増川　勝手なことをやり始めたら大変なことになる。

福村　同じことを繰り返すように遺伝子を組み込んであるわけです。ですから意思はない。

何か目的を持って、何かをやるという意思を持っているのは人間の本体です。人間の本体が1つ意思を持っています。

あとは、体の中で働いている微小生命体が意思を持っているんです。

増川　DNAはあくまでもプログラムどおりに動いているだけだから、意思じゃないんですよね。

福村　微小生命体は強烈な意志を持って動いているわけです。

今言っていることは、どのようにでも説明がつくんです。従来の免疫学というのは、私も免疫学の本を随分たくさん読んでみたんですが、免疫を上げる方法だけは書いてないんです。

増川　免疫というのは白血球がふえることみたいな。でも、ふえ過ぎたら危ないです。ふえ過ぎたら白血病ですから、変な話ですよね。

白血球だけに着目しているのがおかしいのです。

多分、本当の免疫が何かというのがわかっては困るからでしょうか。

だから免疫学というのは意外といいかげんです。

福村　免疫というのをぼかしてあるわけです。あたかも白血球がやっているような話にして。
　白血球も多少は働いているんです。人間の体の器官の1つであると考えられるくらいには。
増川　でも、赤血球も働いていないとおかしいですよね。赤血球も末梢神経もです。
福村　だいたい人間の免疫の10分の1ぐらいをやっているかな。概略はね。だからやってないわけじゃないですよ。
増川　10～15％と言われていますよね。
福村　ただ、全体で免疫があるよということなんです。そして、どうも体の各器官に働いている微小生命体は、それぞれ任務が違うんです。
　同じ性質を持っているわけじゃない。それぞれ違う仕事ができる。肝臓は肝臓で、物質の代謝。入ってきたものをどんどん切りかえて、そしてもとの形に戻して、体の中に配給する能力を持っています。

膵臓は膵臓で、インシュリンを出したりホルモンを出したり、いろいろなことをやる能力を持っています。

そうすると、それらの指揮をとっている微小生命体は、それぞれ固有の能力を持っていると考えられるんです。ですから、全部性質が違う。

増川　微小生命体もタイプがあります。

各臓器にいる微小生命体は全部違う特質を持っているのです。

福村　だから例えば、野菜の中に入っている微小生命体を幾ら食べても人間にあまり影響がないんです。なぜなら、葉っぱの中にいる微小生命体は、多分光合成を手伝っています。人間は光合成をしないから、要らないんですね。

そうすると、外に出ていく。要するに、働く場所がない場合は外に出ていっちゃうんです。非常におもしろい性質を持っているわけです。

進化と微小生命体

福村　微小生命体は人間や動物、植物の進化をどう進めてきたのか。

まず、こいつが新しい能力を習得する。新しい能力を習得した段階で、新しい器官が動かせるようになるわけです。

だから、少し余分の器官があってもいいわけです。その器官で働く能力を得るから。

だから、動物が進化していくのは、必要に応じて体の部分が変化していくんじゃなくて、こいつが新しい技術を習得すると、新しい器官ができて、新しい進歩した生命体ができる。

要するに進化論というのは、実はこいつが進めてきたんじゃないかなと。

微小生命体の能力がふえればふえるほど、種類がふえていく。

地球上の進化というのは、そういう形でどんどん上のもの、上のものと、すぐれたものに変化していったのは、それなりに習得していった、学ぶ能力があったということじゃないかなと思うんです。

増川　系統樹的に考えると、全ての生命のもとは微小生命体になるのです。系統発生から考えるとですね。

貝化石の中の微小生命体

福村　先ほどの貝殻の話に戻りますが、２５００万年前に、貝殻の中で一生懸命貝殻を大きくする作業をやっていて、地殻の変動で生き埋めになった。貝が死ぬと、普通は海の水の中に逃げるんです。だけど埋まったから逃げ場がない。土の中で水分が足りないと逃げても困るわけです。

そこで彼は貝の中で、貝を溶かしてバリアをつくって、そのまま眠っちゃったんです。

増川　だから貝化石に入っているのです。

福村　貝化石の中でそのまま２５００万年眠っていた。多分彼は時間の感覚はないんです。

増川　時間を超越しているとなるとますます宇宙人的ですよね。次元を超えています。

福村　だから2500万年も眠っていた。そしてそれは何の専門家かというと、人間の体で言うと軟骨をつくって骨にしていく能力と、貝殻をせっせと溶かして膨らましていく能力はどうも共通項があるみたいで、要するにカルシウムの変換の専門家なんです。

増川　カルシウムの変換の専門家とか、タンパクをつくる専門家とか、膜をつくる専門家とか、髪の毛をつくる専門家とか、各部位によって全部違う微小生命体が関与しています。

例えば、赤血球の中で赤血球をつくる専門家とか、ヘム鉄に関係した微小生命体とか。分野ごとに全部微小生命体の働きが違うというのはカナダでも発表していたんですけれど、途中で立ち消えになってしまいました。

全て立ち消えになりますね。途中で圧力がかかるからです。

福村　カルシウムをつくる微小生命体が貝化石の中に入っているわけです。

当然入っていますよね。先ほど言ったハマグリも、生きている間は全部入っているのですから。

増川　その微小生命体をとると、骨にいいということです。

福村　人間というのは25歳を過ぎると、成長がとまります。ということは、軟骨をつくって骨をつくっていた微小生命体は体の外に出てしまう。

　これは彼が知恵があるからできるんですよ。要するに、もうこれ以上大きくなる必要はないだろうと。

増川　巨人になっては困るわけじゃないですか。

福村　じゃないと、50歳になってもそのまま頑張っていると、4メートルぐらいになっちゃうわけです。

増川　でも、それが巨人伝説で、最近もまた大きい足跡が見つかっていますね。

　あのころは多分、微小生命体が逃げませんでした。

　プログラムが違っていたのか、微小生命体がどんどんカルシウムをつくっていた異常に活性していた時代があったと思うんです。

だからそのころは、ソテツでも何でも大きかった。全ての生命の循環にかかわる微小生命体の能力がすごく高いだけの時期。何かの大気成分が違っていた。やたら炭素が多いとか、やたら水素が多いとか、そういう時期がありました。

そうじゃないと、そんなに活性が高くならないでしょう。

福村　そうですね。可能性は高いよね。

増川　巨人伝説がもう巨人伝説ではなくなってしまったのですよ。

アメリカでこの間、ビックフットの骨が発見された時、ＮＡＳＡがダーッと来て、全部骨を持っていってしまいました。

ＮＡＳＡとメトロポリタンの人が来て持っていって、メトロポリタンが最後、買ったんですよ。そして買った後になって、「いや、あれは骨じゃない」と、うその結果発表をしています。

そんなの調べる前に、メトロポリタンの予算で買うわけがないじゃないですか。今ごろになって「あれは違う」という発表はしているものの未公開です。公開はしないですよね。

あれはおそらく、巨人でした。足の骨が見つかったのです。大体4メートル以上はあるだろうという。そのころは微小生命体の能力が最大限に生かされた時期です。

老化と軟骨の減少・再生

福村　人は25歳過ぎると、先ほど言いましたように成長がとまる。成長がとまるということは、必ず老化する一方なんです。成長がとまると、あとは軟骨は減る一方です。弱いのは軟骨ですから、軟骨が減るわけです。軟骨が減り始めると、一番先に起こる現象は何かというと、背が低くなる。だから皆さん、年をとると、残念ながら背が低くなってしまうんです。

増川　そして神経を圧迫するから痛むことがあります。

福村　間が狭くなって、背が低くなると同時に、ここから出ている神経が圧迫されます。

そうすると、この神経が各臓器にいっているわけですから、そこが麻痺するわけです。

だから、だんだんと慢性病が出てくる。

人間の体というのは、10なら10の臓器があって、1つが従来の5の働きしかしなくなったとき、ほかの臓器も全部それに合わせるんです。

ほかが活発だとこの器官がもたないから、1カ所が弱くなったら、それに合わせる性質を持っているわけです。

これは人間、うまくできているんです。


増川　内臓全体のバランスが大事ですね。

だからサプリメントを飲むのは危険なのです。

どれかだけ、例えばビタミンCだけたくさんとると、今度はBが欠乏します。食品でトータルにとらないと、単体でたくさんとると危険です。

福村　バランスをとるというか、1カ所の器官が力を落としたら、ほかの器官も合わせてあげるという仕組みがあるんです。そのために全体が老化現象を起こしてしまう。

増川　骨が弱ると全身が弱ります。

よく転んだだけで全身が弱っていくじゃないですか。転んだおばあちゃんがどんどん弱るのは、足の弱さに合わせて弱くなっていくからです。

福村　だから人間の老化を防ぐ一番いい方法は、軟骨がもとどおりになることなんです。

増川　特に全神経が軟骨のところと椎間部を走っているので、軟骨がつぶれるとまずいですよね。

福村　ところが現在の医学界では、軟骨は再生しないことにしてあります。

増川　しないと断定している。

これはおかしいことです。医師からの薬をやめて軟骨が再生している人は沢山います。

福村　北海道の八雲地方でとれる貝殻を食べると、軟骨が再生するんですよ。

貝殻の中には、当時の非常にエネルギーが高い微小生命体が眠っているわけです。

今ほど地球が汚れていませんから、えらいエネルギーが高いまま眠っていた。

増川　貝殻から融出されるカルシウムと微小生命体の働きで再生されますが、微小生命体が出て来にくい体だとだめですけどね。タバコを吸っていたり、薬を飲んでいたり、いつも悩んでいたりなど。

福村　それが体の中に入ると、カルシウムの専門家ですから、だしぬけにカルシウムが集中しているところに行くわけです。そして作業を開始する。物すごい速さで軟骨をつくり始めるわけです。

これは私も自分で試しているからよくわかっているんです。

私は若くて元気だったときは173・5だったんですが、70歳のときに171になってしまった。知らない間に2センチ5ミリ、背が低くなっていたわけです。

それが貝化石を飲んで、半年ぐらいして測ってみたら、若いときと同じに戻っていた。軟骨ができたわけです。

こういう例は、実は日本でもう10万例以上あります。私は慢性病はないです。神経がもとどおり働いていますから、81歳になっても割と元気です。これは珍しい例なんです。

ということは、身長がもとどおりになるということは、人間にとってえらい都合がいいんだということがわかってきたわけです。

増川　老化は縮みと言うではないですか。筋肉も縮み、神経も縮み、骨も縮んで短くなる。縮むから筋肉がかたくなって、あちこち引っ張るわけですね。

そうすると骨もゆがみやすくなって、全身がだんだんゆがんでくる。内臓も縮むし機能も下がります。

究極は1つ1つの細胞の縮みなんです。1つ1つの細胞の中での働きも弱ってしまう。細胞の空間がしっかりしてふっくらとしているほど、微小生命体も動きやすいのです。

周波数が微小生命体を活性化する

福村　おもしろい試みがあって、例えば、目が見えるとか、においを嗅げるとか、耳が聞こえるとか、心臓が正常に動くとか、肝臓が動くとか、体の各器官にそれぞれタイプ、能力の違った微小生命体が存在するのであるならば、それらを活性化させるうまい方法はないだろうか。

もし劣ったところがあれば、もとの活動に戻してやるすぐれた方法があればそれをやってみるのが一番いいんじゃないかということから始まって、一定の周波数の音に反応するということがわかってきたわけです。

増川　アメリカで微小生命体をやっている方が、音で微小生命体が元気になると。

福村　増川先生はその方法を研究しておられて、これはまさにすごい研究なんです。

増川　アメリカでも、ひそかに研究されています。

福村　微小生命体はそれぞれ異なる働きをして、それぞれ異なる周波数によってエネルギーを得られるということがわかってきた。

それが微小生命体の活性、エネルギーを得る1つの方法であると。

増川　そもそも1つ1つの臓器が違う周波数です。個別の周波数であるということがわかっています。

今、ここに置いてないですけれど、向こうにありますから、臓器周波数を各臓器、心臓なら心臓、肝臓なら肝臓に当てると、そこの微小生命体が活性します。

そのことは実際にアメリカで実験して、はっきりわかっています。

そこにいる微小生命体の好きな周波数を当てることで、物すごく活性して、そこのゆがみを整えます。

音と微小生命体が物すごく密接な関係があることはわかっています。周波数で臓器の中にいる微小生命体が元気になって、修復能力が高まります。

あまりにも環境が悪いと、微小生命体は働く気が出ないんですね。微小生命体の好きな、もともとの、そこの臓器固有の正確な周波数が当たると、もとに戻って活性し始めて、修復能力が高まります。

結局は、音と微小生命体が相互に調律し合うのです。微小生命体がその調律を得ることによって、もともとの微小生命体の能力に戻ります。もともとの欲しい能力を得るのです。

そうすると、すごく活発に活動して、本来の肝臓の動き、本来の心臓の動きが整ってきます。

最後は結局、周波数につながるんですね。

「ソマチットと周波数」というタイトル、いいですね。ソマチットは使えないから「微小生命体と周波数」ですね。この2つは切っても切れない関係です。

例えば、微小生命体は怒っている人とか、いつもカッカしている人、いつも悲しみに暮れている人の体は嫌いで、逃げます。

それもその人が出す感情という周波数なのですよね。

楽しい気持ちでいると、その人の血液中の微小生命体は輝いている。微小生命体も元気なときは白く光っています。

元気じゃない人の微小生命体は光っていません。いるけれど、黒く動いているけれど、ピカッと光らない。

楽しい気持ちでいる人、あるいはすごくフレッシュな野菜からたっぷり酵素をとっている人の微小生命体は、ピカピカッと光っています。

これはすごい違いです。やっぱり最後は光っています。本当に元気な人の微小生命体は光っています。

すごく明るい周波数を持って明るいオーラを持っていると、それがわかるわけです。微小生命体の体が感じるのですね。

微小生命体は超能力者で、超感覚能力を備えています。要するに感性がいいわけです。

つまらないことばかり考えている人は、暗くて脳から出る周波数が悪いわけです。

そうすると殻をかぶってしまう。もうこの人のところにいたくないと、尿とか排泄物から出てしまいます。

皮膚と微小生命体

増川　皮膚からも出ます。汗として出たり、逃げもします。

皮膚にも微小生命体はいるけれども、そういう気が悪い人、あるいは皮膚の表面がイオン化していない人だと逃げて、すごく荒れやすくなったり、アトピーになりやすくなります。

要するに、抗体がないわけです。それは皮膚表面の電子が乱れているのです。微小生命体がいないからです。逃げてしまっている。

アトピーがひどい人たちは、微小生命体が活性していないか逃げています。

福村　免疫とアトピーが関係あるのがだんだんわかってきました。

ただ、発表しても、余り喜ばない人がいるんですよ。

増川　あと、皮膚の電位をとると、マイナスイオンが少ないです。プラスイオンなのですよね。例えば、800から900。いつも皮膚の状態がいい、皮膚の丈夫な人は電位が低いんです。

イオン化の話でさっき乾布摩擦の話をしておりましたが、昔から乾布摩擦がいいというのは、乾布で摩擦すると、マイナスイオンが出るからなのです。そうすると皮膚が丈夫になる。

皮膚が丈夫になるということは、皮膚の微小生命体も元気でとどまってくれるし、皮膚のバイブレーションで中にいる微小生命体も喜びます。

乾布摩擦を毎日することで、全体にバイブレーションを与える。こするとバイブレーションがうまれるではないですか。布からのバイブレーションです。

昔の布は、今みたいなポリエステルとかナイロンはなくて、木綿だとか、麻の布でしたが木綿や麻の布がいいです。それで乾布摩擦することで、いいバイブレーションを送り込んで、微小生命体を活性していたのではないかという話をさっきしていました。

福村　乾布摩擦が確かにいいなというのは、あちこちで聞こえるようになりました。

増川　たわしでやっているおじさんに会いました。1年前ぐらいに東京で、「私は亀の子たわしで乾布摩擦している」とおっしゃっていて、体がピカピカなんですよ。

よく傷つかないなと思いました。まあそっとなんですけれどね。すごく体調がいいとのことです。

痛いと思うでしょう。ところが乾布摩擦をたわしでやっていると、血行はいいし、内臓の調子がよいそうです。やるとやらないじゃ全然違うそうです。70歳ぐらいのおじいちゃんですが、何もつけてないのに顔がピカピカで、びっくりしました。

福村　要するに、どこかが振動すると、水は振動するとマイナスになる。

増川　これも周波数なのです。

体の水がたわしの摩擦によって振動する。自分の体をこうやってこすっていると気持ちもいいですし、たわしは自然物ですよね。自然のものだからマイナスイオンを与えて、体の内部にまでその振動が届くから、内臓の調子がよくなります。

乾布摩擦を10日しないと大変だと言っていました。1年中風邪も引かないそうです。真冬、零下1度のところでも裸でやるそうですよ。

先生も小学校5年生のときに、乾布摩擦ニコニコおじさんが学校に来たんですよね。

福村　小学校にニコニコおじさんというのが訪ねてきたんです。

乾布摩擦で元気になったという人なんだけど、年中裸なんです。ショートパンツ1丁で、上は裸でニコニコおじさんと書いてあるたすきをかけている。

その人が来て、乾布摩擦はいいよということで、戦時中だから、食料はないけれど健康にならなきゃいけない時代で、乾布摩擦を随分勧められたわけです。

僕はそのころは本当かなと思っていたんですが、それから十何年たって、その人と偶然、北海道の函館本線の中で会ったんです。

北海道に遊説に来ていたわけです。そうしたら、零下十何度の中で裸なんです。

増川　人間の能力ってすごいですね。

福村　天下御免で、裸でも許してもらえたんだね。それで「零下15度、春風のごとし」とか言ってね（笑）。驚いたね。

あのころの函館本線というのは電車の中に、前の入り口と後ろの入り口のところにダルマストーブが置いてあった。暖房はないので、時々スコップで石炭を入れて、それで温めて走っていた時代です。

外なんか寒いなんてもんじゃない。今から60年ぐらい前ですから、あのころの北海道は非常に寒かった。今とは全然違う。雪が全部粉雪なんです。雪の中で転んでも、スッとやると全部落ちちゃうという時代です。

あの中で裸でいるなんて信じがたい。

増川　あり得ないですよね。

さまざまな力を持つ微小生命体

福村　それぞれ性質が異なる微小生命体がいるんだということがはっきりわかってきた段階で、もっとおもしろいカルシウムの専門家を見つけた。

貝殻の中でカルシウムをゲル状にしたり溶かしたり、自在にコントロールするテクニックのあるやつを食べると、骨が再生していくということがわかったんです。

増川　それぞれの全ての分野を全部見つけたら、もう怖いものなしですね。毛生え微小生命体とか。

福村　髪の毛を生やすやつはやらなきゃいけないと思っていたんです。

増川　これはスウェーデンで既に1回行なったのです。

福村　髪の毛を生やすのも微小生命体です。それじゃないとつじつまが合わないんです。

というのは、昔は火葬しないでお墓に入れていたわけです。何かの拍子にあける必要が生じてあけたときに、髪の毛とひげが伸びていたんです。

増川　微小生命体がまだ生きているから、伸びたのです。

よく人間の髪の毛を使った人形の髪が伸びるというのも、微小生命体が髪の毛の中に残っていて、空気中にある成分で髪の毛を伸ばしたのではないかと言われていますよね。

日本の市松人形だけではなくて、ヨーロッパにも金髪が伸びている人形とかがあります。ここまでの長さだったのに、ここまで伸びているという具合になっている。本当の毛を使ってつくっている人形の場合ですね。

福村　細胞の働きでつくれるのならば、人間が死ぬということは、細胞も同時に死にますから、髪の毛が長くなっていくはずはない。

ということは、これは何か別のものが相変わらず頑張っているということです。

増川　水分があれば微小生命体は活動出来る。お墓の中でも水分はあるじゃないですか。

福村　そう考えるとつじつまが合うわけです。

増川　湿気の多いところにあった市松人形の髪の毛が伸びているのです。あれはきっと、微小生命体が生きたまま入っているのでしょう。それだと納得できますよね。

福村　そこで、つくり出すのに人間の髪を一々引っ張り出してやるのは大変だからと思って、最初動物でやろうかなと思ったんです。

ところが、髪の毛にいる微小生命体も、さっき言ったように必ず記憶を持っている。親と同じ形になるわけです。

例えば、ネコの毛の微小生命体を取り出して養毛剤をつくっても、ネコの毛しか伸びない。

増川　ネコの毛はこのぐらいで抜けてしまう。ここまで伸びないですよね。

こんなに長い毛のネコはいないです（笑）。毛髪サイクルがあって、ある程度で抜けます。

福村　ライオンのたてがみぐらいなら使い物になるだろうけれど、ライオンの微小生命体をとるのはもっと大変だからね。

増川　プログラムが違いますし、毛の質も違いますよね。

福村　それで諦めて、それじゃ違うほうをやってみようかなということで、今度は絹。繭の中に、芋虫の体の中にいて芋虫のタンパク質から繭をつくったやつがいるはずだと。

増川　芋虫のタンパク質を利用して絹糸をつくっているんですよね。

芋虫が桑を食べて、体の中のタンパク質からつくっています。一応、二次加工しています。

福村　芋虫に少なくともそんな能力があるわけがない。人間でさえできないかもしれない。

増川　単細胞ですからね。

福村　だからとんでもない能力のあるやつが、芋虫の中にいるわけです。

　そして、芋虫のタンパク質を上手に変換して絹糸をつくって、自分もその中に入り込んでいるという可能性が高いんです。

　繭の中に独特の、タンパク質を変換自在の微小生命体がいるに違いないということになったわけです。

　それで、その微小生命体を繭の中から引っ張り出したんです。それを水の中に引っ張り込んで、その水を肌につけるとツルツルになる。皮膚が絹状になるんです。

増川　その原液をうちに送っていただいたのですが、間違えて違うところに届けてしまったようで、うちには違うのが届きました（笑）。荷札を間違えたんですよね。

福村　研究が終わって、すぐにいろいろな人に送って、僕は当然知っているものと思って、きょうスタートから話したら……（笑）。

増川　「原液を送ったけど」とおっしゃるから、「エッ、何ですか？」と。うちには貝化石のパウダーが届いたのですよ。多分、間違えて違うのを送ったようですね。

福村　僕は山から直接20キロ送ったんです。

増川　要するに、パウダーじゃなく塊を送っていただいたのですね。それと一緒に原液を送ってくださったそうなのですが、全然違うのが届きました。

原液は全然違うところに届いたのでしょうか。届けられた人は、多分、何も知らないで、「何だろう、これ」と思われたかもしれませんね。

福村　使いようがないね。

増川　わからないでどうしていいか、もしかしたら捨てられてしまったかもしれませんね。なんかぬめった液が届くわけですから。

福村　もともとあの貝の粉は、運動会のときの線引きに使っていたんだそうです。

増川　石灰みたいにですか。

福村　随分もったいないことをしていた。

北海道には白菜と身欠きニシンをまぜて漬ける独特の漬物があるんですが、漬けて4〜5カ月たつと酸っぱくなる。ふっと考えて、酸っぱくなった漬物の中に貝殻の粉を入れたら、酸味がとれるんです。

増川 今、貝殻の粉をまくとトマトが甘くなるというので、カゴメがすごくいっぱい買っています。

福村 酸味がとれるから、おもしろい人が「サンミトール」という名前をつけて、北海道で売り出したことがあるんです。

ところが北海道の人は、地面にまくやつは嫌だと言って誰も買わない。それで失敗した人が頭にきて、自分のサクランボ畑に捨てたんです。

増川 そうしたらたわわに実がなって、おいしくなりました。

福村 物すごく甘いサクランボがなり始めたわけです。

増川 それで農業に使えるということになったのですね。

福村 植物に多大な影響を与えるんです。北海道はいつの間にか野菜王国になりましたよね。

貝化石で土壌改良をした北海道大学の教授のおかげです。

どんどん北海道の土壌改良をして、物すごくうまいトマトが取れたり、カボチャの物すごいのが取れたり、メロンが取れたり、北海道の作物の様相が変わったわけです。

北海道を生き返らせた。

増川　そうですよ。北海道は全然ダメだったのですよね。ジャガイモもトマトも、つくってもおいしくなくて売れなかったのです。

福村　60年ぐらい前はほとんど火山灰地で、ろくな植物が生えなくて白樺が一番多かったんです。ひょろひょろとして、建築に使えるか使えないかわからないような白樺ができるだけだった。

増川　でも今は、カゴメがたくさんトマトをつくっている。それだけでもすごい市場獲得です。

微生物がふえて黒土がよくなったのですね。貝化石をばらまいたからです。

向こうにしてみれば売れないからただみたいなものです。売れないものだからとあっちこっちにまいた。北海道のお米も、今すごくおいしいですね。

福村　全部貝化石で改良していったわけです。あれは大したものです。山内さんという先生ですけれど、亡くなって、私は会えなかったんです。

増川　私は昔、環境団体の紹介でその人に銀座の交詢社でお会いしました。貝化石の資料をいっぱいいいただいて、そのころから存じあげていました。

貝化石から微小生命体だけを取り出す

福村 貝化石を食べますと、溶かすのに胃酸をたくさん使うんです。そうすると、体の調子が変わる人がいるわけです。

それで、貝化石を食べないで微小生命体だけ食べても同じ結果が出るんじゃないかということに気がついて、微小生命体だけ取り出すことに成功したんです。

だから今は、貝化石を食べないでもいいんです。

微小生命体だけ食べればいい。

先ほどタンパク質の専門家を見つけ出したと言いましたが、こちらはカルシウムの専門家です。

それぞれ単一で取り出して、人間の体にすばらしい作用をするということがわかってきた。

増川　例えばヘム鉄の専門家を見つければ、それで血液をつくるとか、そういうことも可能なわけです。絶対にいるはずですよね。太古の化石の中とか隕石の中とかに。

福村　G先生からは、何かお話は伺っているんですか。

――G先生からは、とにかくがんの人とか体調が悪い人に、これ飲め、これ飲めとどんどんどん飲ませていったら、みんなよくなっているんだと伺いました。

福村　それはそうだ。

増川　粉よりも水のほうがいいですよ。粉だとどうしてもほかのものも過多になる。やっぱりバランスがあるので。水に一回溶かし出したもののほうがいいんです。

あの水の中に私がお渡しした例の石も入っているんです。大量に入っていいます。

それからいっぱい微小生命体が出ています。つくっている製造の人に私がロシアの石をさしあげたんですが、それがいっぱい微小生命体を持っていて溶け出します。

微小生命体との出会い

福村　私は子どものころ、実は免疫が全くなかったんです。病気ばっかりしていた。

小学校2年でがんだから早いです。口の中にがんができて、それを取ったら、歯が全部なくなっちゃった。だから小学校のときから入れ歯なんです。

それで、ジフテリアにはかかるわ、肋膜になるわ、急性脳膜炎になるわ、1年中風邪を引いているわ、すごかったんです。

それで何とか免疫を上げる方法はないかというので、一定の年齢になって、日本にないから東南アジアを駆けずり回ったんです。

それでもなくて、結局、67～68歳になったときに、自分で研究しようということになったわけです。

それで免疫の研究を始めた。免疫とはどこで行われているのか、何なのか、どうしたらよくなるのかという研究をやっているうちに、これにぶつかったんです。

増川　多分、導かれていますよね、今回、微小生命体をやるために。

福村　母親は私と同じで免疫がほとんどなくて、馬の病気を背負っちゃった。

増川　普通だったら馬しかかからない病気にかかったんですね。

福村　馬の病気のウイルスを背負っちゃって、それで亡くなったんです。

僕も惨憺たる病気の連続だったから、自分で研究を始めて、途中でマイナスイオンにぶつかったんです。ああ、なるほどなと。

微小生命体のエサなら元気になるだろうということから始まって、だんだんと元気になってきて、そのうちに貝化石で軟骨ができる。

そうするといろいろな病気がなくなるということがわかって、80歳過ぎたらえらい元気になっちゃった。それまでは大変でしたよ。

自分で実際にさんざん懲りている。小学校のときなんか大変ですよ。運動の時間は、体が動かないから僕だけ立って見ていた。最後まで鉄棒の逆上がりができなかった。それが発端なんです。

それで免疫の本もさんざん読んだけれど、結局はなんか物足りない。いろいろなうるさいことが書いてあるんだけど、どうやったら免疫が上がるかは1行も出ていない。現在でもそうです。

僕も納得いかないんだけどね。でも、それなりに免疫が上がる方法も見つかった。

増川　本当のことをどんどん言ってはいけない。

福村　これは一種の草の根運動だよね。人から人に伝えていく以外ない。大っぴらにやれば、巨大な敵が動きます。

増川　本当に草の根運動ですよね。絶対に大っぴらにやるとまずいです。

福村　G先生なんかは、本当に上手に広めていただいているんです。

増川　Gさんという方は、貝化石のパウダーを扱っているんですよね。今はケイ素水だけですか。

福村　パウダーは、今は沖縄のサンゴと貝化石をまぜている。ダブらせている。あと、これからは増川先生と組んで、新しいものを出していこうかなと。

増川　私も沖縄のサンゴをよくもらいますが、不織布に入れて、水に溶かし出す。そうすると、そこにすごい出るわけです。

その水に野菜をちょっとつけておくと、野菜がすごく元気になるんです。サラダがおいしくなる。私はそういうふうに料理に使っています。

不織布というのは、メッシュの目がすごく細かくてほとんど粉が出ない。よくティーバッグとして、茶葉を入れるようになったものを売っていますから、それに入れるといいです。

環境に対抗して耐性を習得する微小生命体

福村　地球の上で、古代の微小生命体は岩石の中に含まれたり溶岩の中に含まれたりしているわけです。

増川　私がお渡しした岩石の中にいっぱい含まれているのです。

福村　先生の提供してくださった岩石は、多分、相当古い時代のものが入っている。

古い時代の地球は、今より環境が一概によかったわけでもないんです。

増川　過酷だからこそ能力があります。

福村　放射能が充満しているとか、そういう時代があったわけです。

そうすると、人間の体も動物も全部そうですけれど、放射能を浴びると目を回すわけです。だけど目を回してばっかりいたわけじゃない。いつの間にかそれに対抗する。

増川　対抗しようとして耐性もできるわけです。

強酸に耐性するとか、強放射能に耐性しようとする能力もありました。

福村　頑張るわけです。

バクテリアに抗生物質を与えると、最初のうちはバクテリアはコロコロ死にますが、そのうちに死ななくなる。

増川　世代もありますよ。

バクテリアは世代交代が早いので、15世代とかすぐです。そうすると17世代ぐらいから耐性ができてきます。

福村　ということは、これは誰かが学んだんだよね。

バクテリアは最初は死ぬ。そうすると、中に共生した微小生命体がこれじゃダメだ、何とか生きる方法はないかと。

増川　あと、ほかの微小生命体と組んだり、ほかのバクテリアと組んで、いいところ同士をとって、また変成していくということもあります。

福村 対抗する能力を習得するわけです。

そしてそれが共生した状態でいるから、微小生命体は移動しますから、次の世代では、今度は同じ抗生物質なら耐えられるわけです。というのは、遺伝子は途中で変更はできないから。

増川 それは私たちの体の中で起こっていることですものね。薬に対抗したり。

福村 そういう突発事故の場合は、遺伝子が変わるんじゃなくて、微小生命体が習得したまま移動している。

増川 習得して、耐性して、進化して移動するということですね。

福村 そうしないと、次の世代に伝わらない。遺伝子だとそんなに変わらないから。何か事があるごとに遺伝子が変わっていたのでは、大変なことになってしまうわけです。

増川 そこに介在する微小生命体が変化しているというほうが、確かに納得いきますよね。

遺伝子がどんどん変わってしまったら大変です。微小生命体は、遺伝子に新しい情報を組み込む役目かもしれないです。

新しく習得して、遺伝子を修整する。

修整するというのはあり得ますよね。遺伝子そのものが勝手に変えるのではなくて、間に介在している微小生命体が変える。設計者が変える。それのほうがわかりやすいですよね。

福村　抵抗する能力は微小生命体が受け継いで、習得して、次の世代は今度はその抗生物質では死なないというものができ上がる。

それを耐性菌というのです。耐性菌は、その子どももまた耐性菌です。

なぜなら、こっちの微小生命体が移動しているから、というのがいわゆる耐性菌のからくりです。

遺伝子の変更ではないんです。遺伝子がそんなにヒョコヒョコ変わっていたら、身もふたもないぐらい変わってしまうから大ごとになる。

増川　分解するとわかります。

例えば、酸性のグレープフルーツをたくさん集めて、皮を分解しようと思って最初に入れた菌は、４時間たっても5時間たっても全然耐性しないのですが、翌日になると分解が始まっていたりするのです。

それで、その次にグレープフルーツの皮を入れると、今度はすぐに分解が始まる。菌が耐性したという証拠です。それに何時間かかかります。

菌はどんどん変化していきます。小さいものほど変化が速いです。

大きい哺乳類などになると変化は遅いですが、微生物は速い。体が小さいものほど変化の能力と耐性能力は高いです。

進化するのも微生物のほうが速い。大きいとそれだけ複雑な複合体になっているので、そんなに変化したら周りのほかの部品がついてこないわけです。

でも微生物は単純だから、早く変化できて、早く耐性ができる。

たくさんのグループを抱えている人間が、今回から会社をこういうふうに変えるぞと言っても、みんなついていけないじゃないですか。でも小さい会社はすぐに変化できる。
3～4人の会社なら、明日からこう変えようと言ったらすぐに変われます。
1000人いたら大変です。

寿命について

福村　同じ種類の松であっても、この集団は70年ぐらいで枯れてしまい、別のところに生えている集団は200年ぐらい生きている。

ということは、1つのものであっても、環境が変わると長生きしたり、早死にしたりするわけです。松は移動できないから、それを選択できない。

ところが動物は移動できるから、考え方によって、いい水をとるとか、いい栄養素をとるとか、運動をするとかによって、寿命というのは幾らでも延びるわけです。

松はそれができないから、片方の集団は70年でみんな枯れてしまうけれど、同じ種類の松が200年生きているところもあるということになるわけです。

植物がその例を示してくれているのだから、動物はそれを見ながら、いい環境、いい水、いい栄養素、それから日当たりがいいとか、いろいろな条件を選択できるわけです。

だから、天から寿命を与えられているわけじゃない。

増川　うちの木の手入れをしてもらっている庭師の人が言っていたけれど、炭素（カーボン）をいっぱいまくと、松くい虫もいなくなるし、松が元気になるそうです。死にそうな松も元気になる。

だからカーボンというのは微小生命体じゃないかなと思います。

そもそも昔は炭素に満ち満ちていたわけじゃないですか。炭素の中には、炭素が好きな微小生命体がいるわけです。

焼かれても微小生命体は生きていますから、そういうものをまくことで、微小生命体がまた松の中に入って元気になる。微小生命体が松の治療をしてくれる可能性もあるわけです。

炭素、要するに炭をいっぱいまくと元気になると木の管理の人が言っていました。

福村　僕は、神から寿命を与えられて、決まっていて、一定の年月の後に死ぬんだという考え方は違うと思っているんです。

増川　寿命を決定するテロメアも、微小生命体で伸びるのではないですか。

福村　人間は選別能力がある。植物と違うのは、我々は選べるわけです。ということは、いいもの、いい水、そういうものが選別できるようになったら、寿命というのは延びて不思議はない。無理に天の定めだなんて思う必要はないわけです。

植物を例にとってみると簡単にわかります。植物は移動できないから、しようがないからそこで枯れてしまうわけです。同じ種類なのに、片方はみんなが200年生きている。

増川　面倒を見る人がちゃんと判断力がないと。

福村　そこが選別なんです。

ただ、選別がみんな間違っているから、とんちんかんなことにおカネを使っているわけです。もったいないなと思います。

植物と動物の違いがせっかくあるのに、何のために動物をやっているのかと思う。動けるから、選別できるという有利さがあるわけです。

増川　食べるものと環境が選べるということですよね。

第3部

水とケイ素と微小生命体

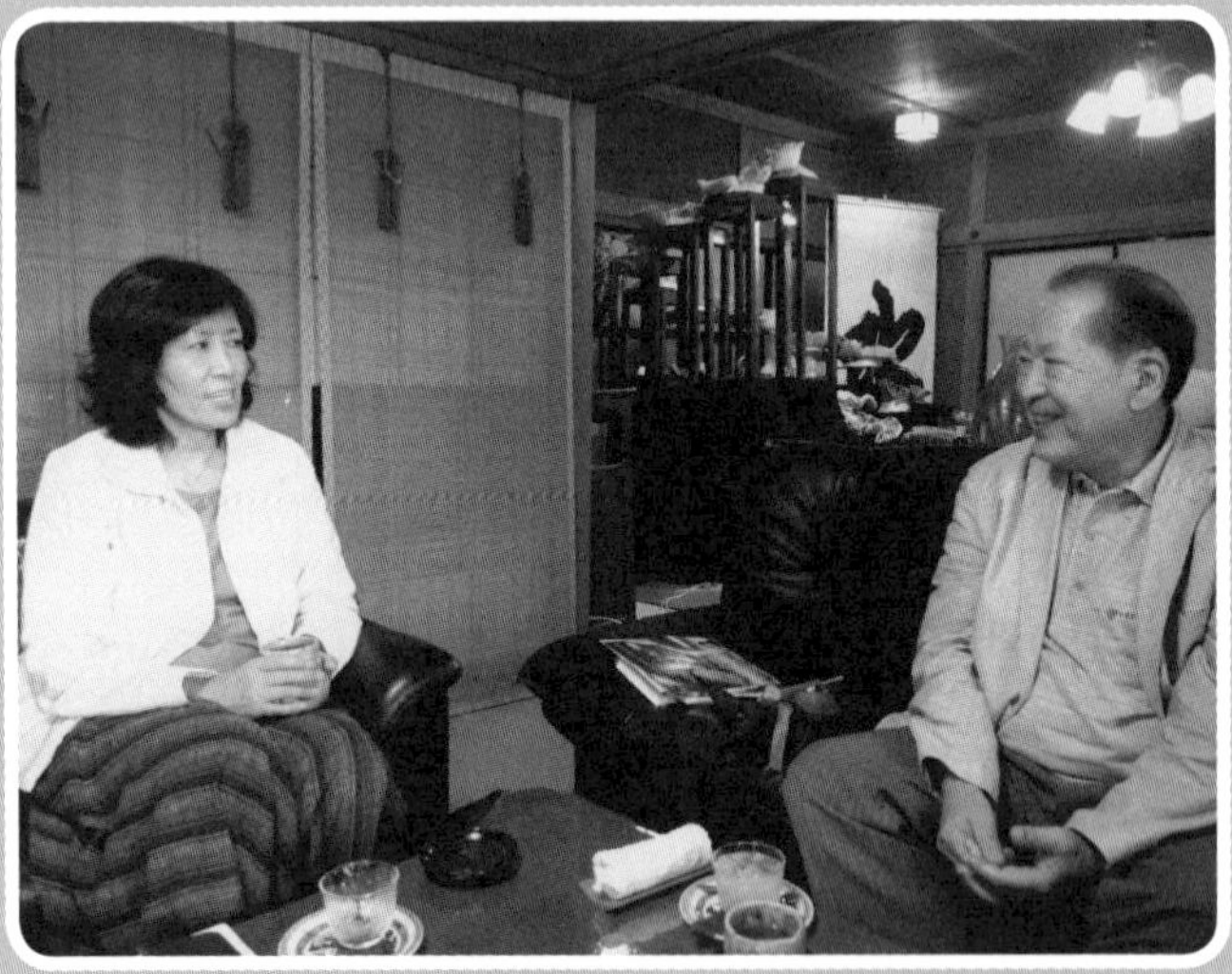

フローフォームについて

福村　何か1つの現象をどうやったら上手に説明できるのかなといつも思っているわけです。

増川　でも、やっぱりバランスと循環ですよね。最後はバランス。体中のどこかが強過ぎても、弱すぎてもダメということです。

福村　フローフォームに出会ったのは、先生からある日、1通のはがきが来たわけです。

増川　私が電磁波の研究しかやってないと思われていらしたようですね。お会いしてから何年も、フローフォームの説明をしたことはなかったからびっくりしていましたね。

フローフォームのことはあまり人に伝えてなかったのです。清水寺に展示するので案内状を出すときに、フローフォームの器の写真を1つ載せただけなのです。そうしたらピンとこられたらしくて。

福村　はがきを見てびっくりした。そこにフローフォームの写真が載っていたわけです。僕はアッと思ったね。

増川　あの時はわざわざ京都までいらして下さいましたね。

福村　衝撃的な写真だった。

増川　小さい写真なんですよ。はがきに1個だけの器の写真を入れてあっただけですね。

福村　これが今研究していることに、大きな影響力があるだろうととっさに思ったわけです。

私は自分でわからないなりにずっと研究していて、難しいな、難しいなと思って、何か突破口がないかなと考えていたわけです。

増川　要するに微小生命体の環境の問題ですね。

福村　どこかに大きな突破口が開けるはずだと思っているところに、ひょっとそのはがきに写真が載っていた。もしかしたらこれだなということで、それじゃ行きますと。

増川　清水寺に東京からいらしたのです。

福村　清水寺の教堂というところを占領して展示会をやっておられた。

増川　御開帳記念の展示をやっていたのです。

福村　行って話を聞いて、なるほどなと。これはすごいなというわけで、その日はそのまま帰ったんですけれど、実験したくてしようがない。

それで増川先生のところに出かけていったんです。

そのときは携帯用の小さな顕微鏡を持っていきました。

増川　それで私の家に泊って実験をやりました。

そうしたら、あっという間に微小生命体が50倍ぐらいにふえたんです。

フローフォームを5台置いた部屋で、微小生命体と一緒に寝たわけです。

寝て気持ちよかったでしょう。快調、絶好調ですよ。

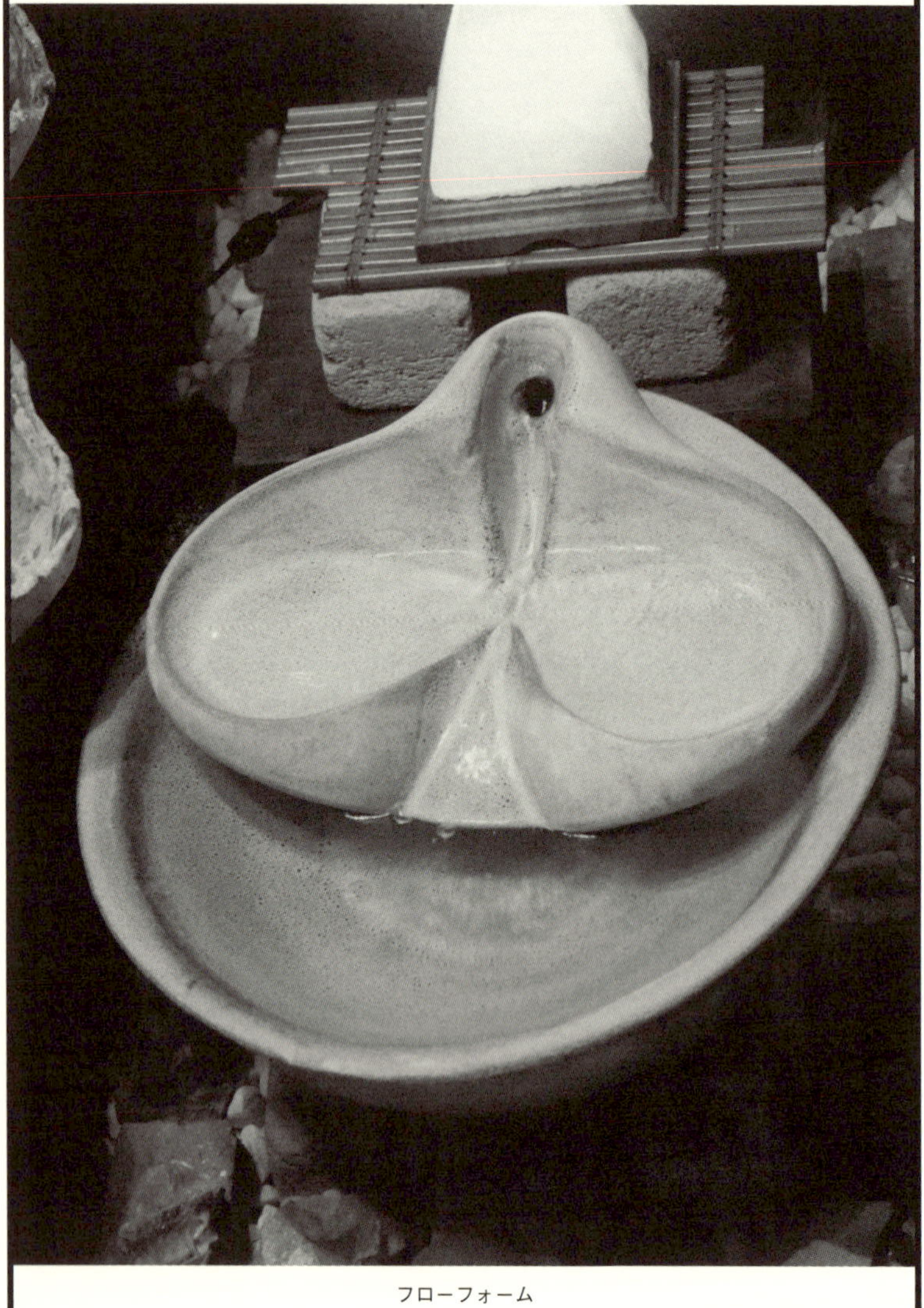

フローフォーム

福村　泊めていただいて、5台フローフォームを回して、そのまま夜中じゅう寝たんです。

そうしたら、僕は何年ぶりかで夜中1回も起きなかった。

これはすてきだなというわけで、それからどうしても1台分けてくださいと言って1台分けていただいた。

増川　テストを家でやったそのときにも、貝化石を入れて回して、取って位相顕微鏡に乗せてすぐに見ると、もうピョンピョンはねているのです。50倍に増えて、ピカピカ光っていて、びっくりしました。

福村　その水にどのくらい力があるのかなということで、ちょうどその頃は伊賀上野の一帯の山の中で暮らしておられて、庭に池が2つあった。

その池のへりに1台セットして、そして水を吸い上げてはフローフォームを回した。

そうすると、その水はずっと落ちるわけです。8の字に回った状態で、水は回転を記憶しているわけです。だから落ちても回転している。

ずーっと40メートルから50メートルその回転が続くんです。

増川　40メートルぐらいのところまでその回転がきれいに見えるんです。波があるわけじゃないし、ほかの誰かが来るわけでもない静かな池なので、40メートル先までメビウスの波紋が行っているんです。すごい奥までメビウスが行っていましたよね。すごくきれいでした。

福村　そうしたら、池にいる生き物が全部、そこに集まったんです。

増川　カエルとかアメンボとか、いろいろな生き物。

福村　エビ、カニだの。カメが出てきて、装置の脇に座ったきり動かない。

増川　やっぱり気持ちいいんですよね。

福村　すごかったね。

増川　あと、虫も集まってきました。

福村　何でもみんな集まってきた。あれはびっくりしたね。

増川　ネコまできましたね。

福村　それでこれは何なんだと。微小生命体が活性化している。

増川　回さないのと比べたら、回さないのは殻から出ないのとか、出ても黒くて余り動かないのです。

フローフォームから取ったのは、ピョンピョン動きが激しいのと、振動がすごいんです。

あと、ピカピカッと光っている。全然違います。

福村　しかも微小生命体がやる仕事は大体わかっていたから、これは生命を産むエネルギーなんだなということで、ライフパスエネルギーと名前をつけたんです。

生命を誕生させ得るエネルギー。

増川　やっぱり8の字のメビウス運動が好きなのですね。

メビウスは宇宙エネルギーの運動なのです。

福村　場合によっては、地球の生命の誕生もこのエネルギー。

増川　メビウス風呂をつくったらすごいと思います。多分、お風呂のお湯もメビウス運動をしている中、特に真ん中に入ったら体の活性がすごいと思います。

マニアックな方のフローフォームの利用法は、1つはほこりが入ってもいいように通常通りにして、1つはサランラップや大きいプラスチックなどでつくったふたをして、ほこりが入らないようにして飲み水用にして、貝化石を入れたりして飲まれています。

体がすごく活性します。メビウスエネルギーは人間が好きなエネルギーなのですね。

福村　この水をネコが1回飲んだら、もうほかの水は飲みたがらないからね。

増川　うちのネコがみんなここから飲むのを福村先生は見てらっしゃいます。

福村　ここに来て、窮屈な格好をして飲んでいるね。

増川　ふすまをあけていたら部屋に入ってきてしまうので、閉めていますけど、見ていないすきに遊びに来てここに乗ったりします。

福村　今は外にフローフォームがあるから向こうで飲めるね。

増川　あそこにタヌキまで来ています。

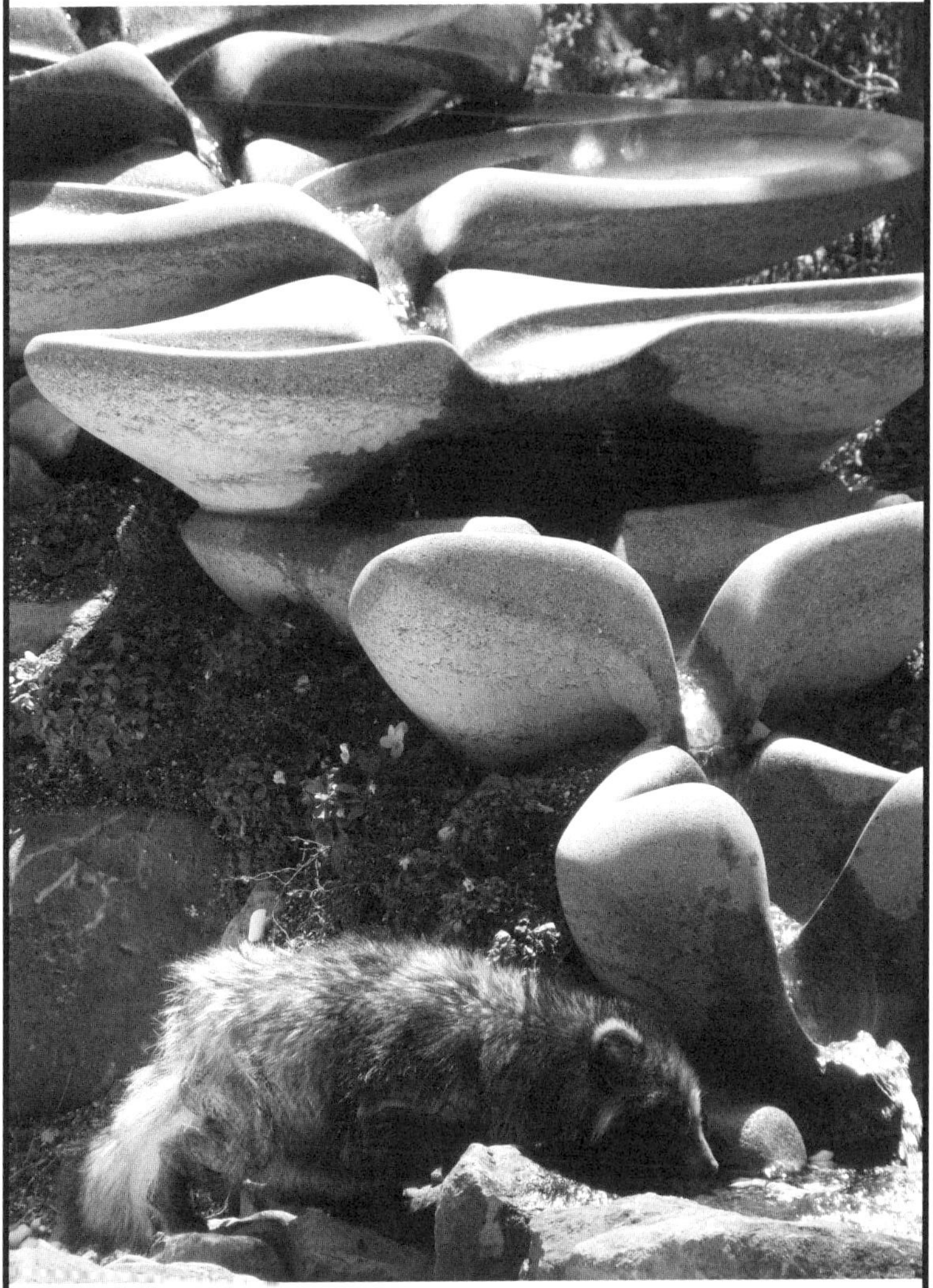

フローフォームから水を飲むタヌキ

「ザ・フナイ」の何月号かにタヌキが来た写真を出していますが、野生のタヌキが水を飲みに来るんですよ。

ネコももちろんそこで飲んだり、ここで飲んだりしています。池の水を飲まないで、フローフォームに来るんですよ。動物はみんな、こちらの水を飲みたがります。

伊賀にいるときに縁側に置いていたのですが、アライグマとかイノシシとか、みんなそこに来て飲みます。

鳥もフローフォームのほうに来ます。先生も見ていますよね。うちのネコが変な格好して飲んでいるところを。

福村 危ないのにあそこに行って首を突っ込む。

増川 いっぱいいろいろな物が置いてあるから大変なのに、何であんな格好して飲んでいるのかなというような不安定な格好をして、首を突っ込んで飲んでいて。

福村 おもしろいよ。とにかく代々のネコがみんなそう。これが病みつきになっちゃう。

というのは、動物は自分の体にいい水がわかるんです。人間はわからない。

増川　今はこちらの大きい方は止めてありますけど、ネコが本当にピョンピョンあそこを歩いていて落ちたりしたこともあります。

世界の名水がいいわけ

福村　ルルドの水とかフンザの水というのは聞いたことありますか。

要するに高い山のふもとに湧き出る水なんですが、世界中の学者が同じものがつくれないかと追っかけたんです。

その人たちが出した結論とこっちが出した結論はちょっと違うんですけれど、こちらは、まず山の中で氷が解けてしみ込んだ水が流れるときに、ある意味ではメビウス運動をしたんだろう。要するに、エネルギーを蓄えたんだろうというのが１つ。

それから、生命の元素と言われる岩石（ミネラル）の中にケイ素がありま す。

ケイ素の結晶は水晶ですけれど、一般的に地球上の岩石の中にケイ素はたくさん含まれています。それが長い年月を経て溶け込んでいる。

ケイ素が溶け込んだ水というのは、人の免疫を高めるんです。

これはドイツの実験でもうわかっていますし、私もそれ（水晶の輝き）を売っているわけです。

岩石の中のケイ素を主体としたミネラル分を含んで、なおかつ生命のもとであるエネルギーを持った水が出ているところが名水なんです。

だからコピーするには、それと同じことを繰り返せばいいわけです。何とか電気分解で同じものをつくろうなんて考えじゃなくて、要するに水の回転とケイ素を含ませるということが成り立つと、ほとんど似たようなものができるということがだんだんわかってきたんです。

この研究はすごいなと思う。ダイレクトに生命現象につながっている。

増川　要するに、生命の誕生とか生命の組成につながるということですね。

フローフォームの水と生命現象

増川　これもやっぱりバイブレーションなのです。

こういうふうにうねるメビウス運動というのは、水によって電気を起こしているわけです。8の字によって水の中に微弱な電気が生まれるのです。

福村　不思議なことに、水はその回転を記憶するんです。ということは、最も自然な動きなのかもしれないね。

増川　この回転も全く同じように見えるけれども、大きい回転、小さい回転、全部1回ずつ8の字のエネルギーが微妙に違っています。

微妙に揺らいでいる。それがいいのです。

これが生命の誕生とか生命の育成に大事な波なのです。

自然界には1つとして全く同じ揺らぎはないわけです。よく見ていると、少しずつ大きくなったり小さくなったり、時々はねたり。

福村　時々輪が広がっちゃうんです。

増川　かと思うと、また小さくなったり。

福村　回転を続けていると、最後に飛び出していく。

増川　生命現象というのは、あのリズムが好きなのです。絶妙に違う収縮、膨張。波もそうだし、呼吸も、私たちは自然に大きく呼吸したり、小さくしていたり、時に深い呼吸したり、中ぐらいの呼吸をしたり。それと全く同じなのです。

福村　こっちから水を出して、落とすと、8の字を描いてそのまま落ちるでしょう。

それをまたポンプで吸い上げてやっている。

同じことを繰り返しているんだから、輪がでかくなるはずがない。

増川　ところが急に大きくなるんです。

福村　輪は覚えている。

　だから最初からそのつもりでいるから、もっと広がっていくわけです。最後に飛び出していくやつがあるわけです。

増川　飛び出していく水があって、すごい遠くまではねるのです。

　だから時々、変なところまで水が飛んでいます。

福村　上から順番に来たのならわかるよ。そうじゃなくて、毎回、1回終わってモーターで吸い上げて、もう1回同じ運動をさせると、それがだんだん広がってくる。

増川　だんだん記憶して元気になっていって、時々大きくピョーンとはねています。

福村　あれを見ていると、つくづく水も生き物だなと思います。信じがたい現象です。

増川　あとは周りの植物を元気にします。

　あそこの黄色い花は、小さい鉢を買ってきて植えて、すぐに枯れちゃうと思ったのに、すごく繁殖してびっくりしました。それも冬、雪が降る前に植えて、あんなに雪が降ったのに、今年咲きました。

雪がすごかったのに、今満開でしょう。鉢3個分、弱々しく咲いていて、すぐに枯れるんじゃないかと思ったのに、あんなに繁殖しています。信じられないです。

やっぱり何かある。植物の微小生命体を元気にしたのです。

福村　そうです。

植物の微小生命体も動物の微小生命体もそれぞれに共生して、その共生した生物を元気にする働きをしているんです。

それにエネルギーを渡すから、結局そうなるわけです。全く共通の理論で、生物みんな同じです。

増川　ああいう回転がある小川だとかフローフォームの水の横にいるだけでも、振動が私たちの体の体液（細胞水）に伝わってくるのです。だから微小生命体が元気になる。

福村　この部屋に入ってこれを回していると、すごく気持ちがいい。

増川　今は大きいものは止めていて小さいのだけ動かしていますが、全部回すと1日中疲れません。

体中の細胞水が振動しているので、循環がよくなって疲労素がたまらないのです。

疲労素が蓄積しないので、老廃物が出やすい体になります。

これが回っているとトイレにしょっちゅう行く人がいるのです。

ふだん循環が悪い人で、自然のエネルギーに触れてない人ほど、急に循環がよくなるからトイレにすごく行きたくなるらしく、おもしろいです。

福村　事務所で回しっ放しにしておいたら、蚊が卵を産んだんだね。ボウフラだらけになっちゃって、物すごい速さでふえて事務所が蚊だらけになった（笑）。生物を育てるスピードの速さ。

増川　いいも悪いも育てますから。

でも、水をたっぷり入れておくと、ボウフラは育ちません。手入れをしてなくて、減ってきても水を足さなかったんじゃないでしょうか。

水をたっぷりにしておくとボウフラは嫌がるんです。水たまりみたいに少ないのが好きで、たっぷりの水が動いていると増えません。

勢いがあると蚊は卵を産めません。水が少なかったから回転が弱くなったんだと思います。うちはボウフラが出たことはないです。


福村　とくかくこれに会って、びっくりだった。

それから、いろいろな疑問が解けてきた。

生命現象とか生命エネルギーというのは、何かのきっかけがないと考えてわかるような代物じゃないんです。何かでヒントをもらわないと、なかなか解明できない。

それが本当に今考えても不思議だよね。はがき1枚で、そこにあった絵で、これが何か答えを持っているような気がすると思ったんです。それですぐに飛んでいった。

びっくりしたね。まさにそうだった。その後、いわゆる思考というのは長足に伸びた。

それまでは1カ所でグルグルグルグルグル回転していたわけです。何で貝化石を食べると元気になるのかも完全にはわからない。

それがだんだんわかってきて、次のステップ、次のステップと。だから大分解明できたんじゃないかな。大分というのは10%ぐらい。

増川　水というのはこういうふうに回転しているとマイナスイオンを生みます。

微小生命体はマイナスイオンを吸収していることと、このバイブレーション、動いているメビウスエネルギーが好きというのがわかりました。

よく考えたら、私たちの体の中は回転しているじゃないですか。メビウスだらけですよね。

血管もリンパ管も、神経だって回っているし、全部クネクネしています。

脂肪細胞でさえクネクネしているわけですから、クルクルクルクル液体が回っているわけです。

この生命現象、ボルテックスと呼ばれる渦の回転力は、体の中にいる微生物にとってもとても大事な要素で、体中の体液（組織液）にとってもとても大事な要素なんです。回転力がないと、生命循環は滞りなく行われないということです。

これがもし直線だったら、あっちこっちで生命現象がとまってしまいます。回転力によってどんどん新しい細胞にかわり、新しい細胞がつくられていく。だからメビウスはとても大事な現象です。

植物を見ても、みんなどこかでメビウスが入っています。

毛細管だって、真っすぐ上がっているようで、実際にはこういうふうに細かく織りなして上がっている。

よく見ると内側の毛細管は細かくうねっています。葉っぱもツタがいい例ですけれど、ツタは絡んで上がっていく。

一見真っすぐの木に見えるようでも、管は細かく内側でうねっています。

ファイバーを見るとうねっていますよね。真っすぐだと循環エネルギーが滞ってしまう。何でもそうです。

サウンドチューナー／増川氏が研究・製作している機器

増川　小型のフローフォームを飲み物用につくったら、一番いいですね。つくれないことはないですけれど、今は忙しくて作っている時間がないですね。もう少し時間の余裕が出来たら考えます。結構作るの大変なんです。

器を焼くとき、窯の真ん中に置いたのはちょうどよく膨れるけれど、窯の端のほうは、右だけ膨れたり、左だけ膨れたり。そうすると回らないんです。

――小さくして真ん中でいっぱいつくったらどうですか。小さいのならまだいいんじゃないですか。

増川　小さくね。大きいと、やっぱり窯の中心はいいんですけれど、端になってくると温度差があるから、使えない器がいっぱいできます。

福村　事務所で回していると、事務所の空気が一遍に変わりますよ。

増川　空気もよくなります。

福村　気持ちよくなる。

増川　これを出入り口のところに置いておくと、悪い気の人の気を取ってくれます。

本当に変な人が来た後は、どろっとしたグレーの液があったりするんです。エネルギーは物質化するんです。

今、ちょっと気が悪い、疲れたなと思うと、フローフォームの下に何かグレーの淀んだものがある。エネルギーというのは物質化するんですよ。でも、取ってくれるわけです。

会場にも置いてあります。明らかに違うでしょう。あれは前の日から回しているんです。そうしないと気が悪いのです。今は会場の気がすごくいいでしょう。

サウンドヒーリングセミナーに出ている人には、セミナー価格で安くなっています。

これはサウンドヒーリングで使うサウンドツールの中の秘密兵器。こういうアタッチメントで、これはジェイド（ひすい）です。石がつくとエネルギーが変わって、すごく効く。このひすいが入っているのを頭にやってみてください。

あしたはステージ1だから、経絡をやりますけれど、そのときにこれを使ったのと、使わないのでは全然違う。

――わあ、この伝わり方はすごい。ヤバいですよ、これ。

増川　これはいろいろあるんですけれど、ハーキマーダイヤモンドでやります。

石は増幅装置なので、これをちょっと丹田に入れてみてください。丹田とか腰に入れると増幅効果が高い。石を使うと全く違うんです。

あと、アリキュラーといって、音針用もできたんです。耳つぼ用の針の先に石がついたのができました。

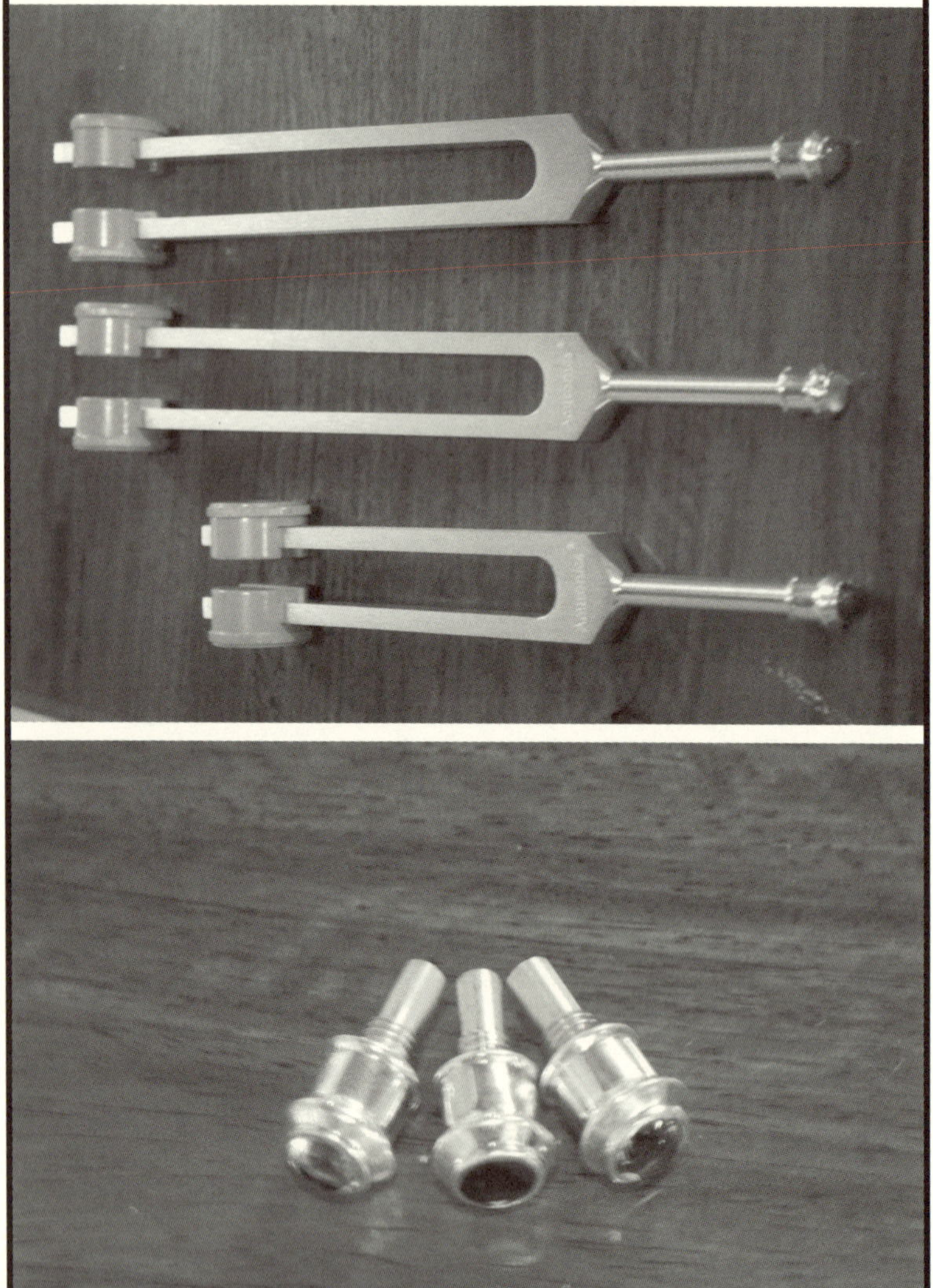

（上）アタッチメントが付けられるタイプのサウンドフォーク（下）交換用のアタッチメント

――こんなのを本に紹介していいんですか。

増川　今回、特別なんですけど。これはものすごく精巧にできている。つけると周波数が変わってしまうものがあるんですけれど、これは変わらないようにすごく精巧にできている。これもジェイド。特に脾臓とか膵臓、腎臓にいいです。腎臓の場所とか、脾臓の場所とかにやるといい。カーネリアンは骨の修復にいいですね。

――体に入ってくるのがわかるぐらい、はっきりわかりますね。

増川　これはすごくエネルギーが高いですよ。

これはいろいろな石があるのですが、場所によって石を変えたり、その日のエネルギーによって、精神安定が欲しいときにはアメジストを。

――これは振動数もみんな違うんでしょう？

増川　ええ。すごい刺激を入れてから治すときにはガーネットがいいですし、アメジストもある。微小生命体はそもそも鉱物が好きだから。

福村　増川先生が研究されているものは、ダイレクトで微小生命体と関連する。

増川　これ、アメリカやカナダで位相差顕微鏡で見ている人が沢山いるんですけれど、とても変わります。これはできたばかりです。

第４部

微小生命体から人類の未来へ

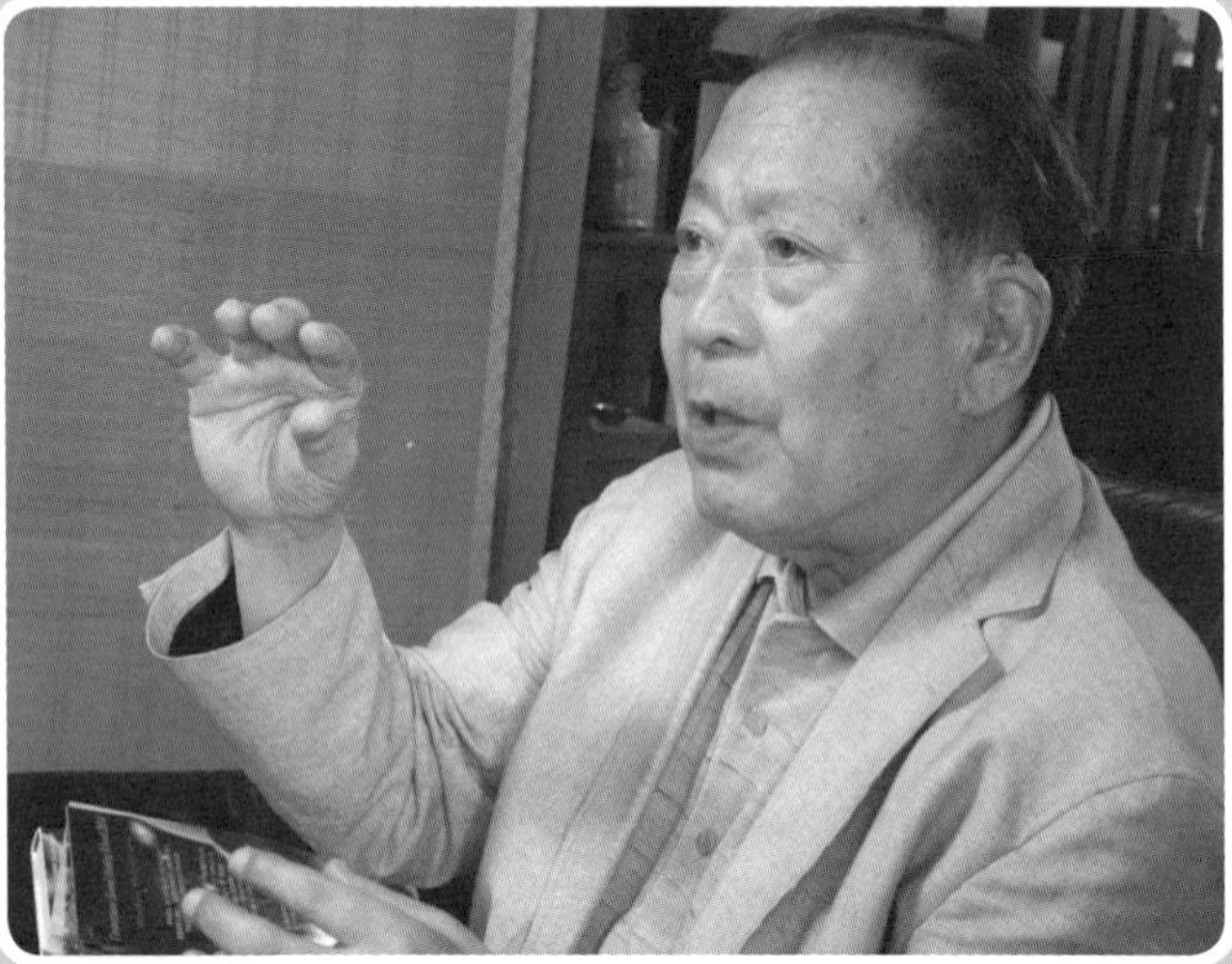

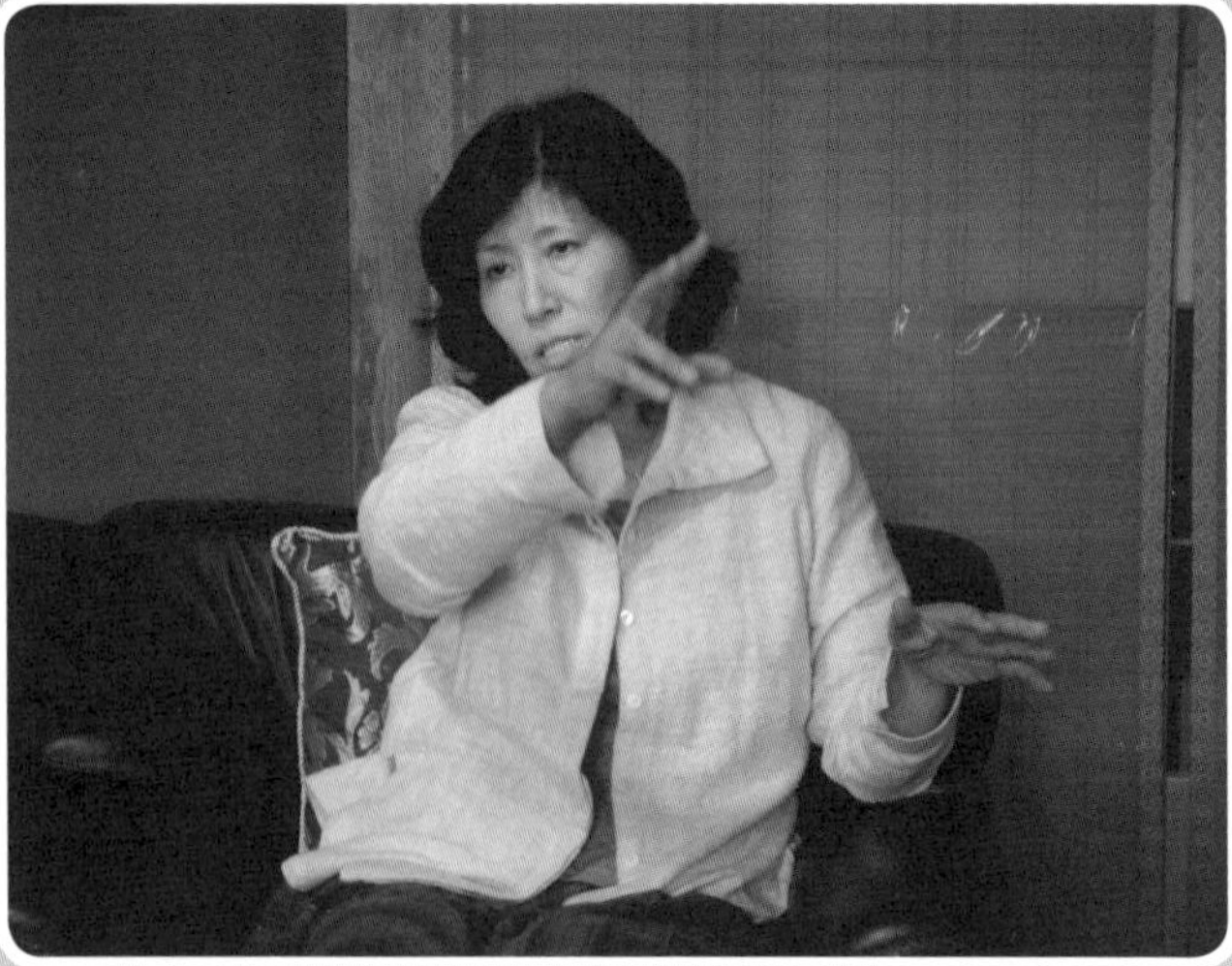

植物について

福村　インゲンがこういう向きに伸びていくのを、そうさせないで人工的に反対に巻くと、怒って実が倍になる。

増川　逆巻きだと、怒って実が倍になるのですか。

福村　無理に縛りつけるんです。

増川　この間、アメリカで松ぼっくりを幾つか拾ったら、左巻きのと右巻きのがあるんですけれど、確かに逆巻きのほうが松の葉の状態がよかったです。

逆だと負荷がかかるのでしょうか。

福村　そう、ストレスがかかる。

増川　ちょうどハーモニックジオメトリーという調和の幾何学の専門の先生

が来ていたので聞いたら、こういう現象が起こるところは磁場が逆回転していると言っていました。

逆の松ぼっくりばっかり落ちている。ほかは全部また逆なんです。向きが左巻きと右巻き。それは土地から逆磁場が発生しているから。

おもしろいですよね。そういうところのほうが緑が多いんです。枝ぶりもいい。

人間でも負荷がかかると強くなるというのは、逆磁場現象でしょうか。

福村　おやじがとにかく農作物の勉強だけはやっておけということで、山を1個くれて、開墾してやれと言うわけです。

それでやったことがあるんですが、そのときにおもしろい実験をやったんです。

ジャガイモはナス科なんですが、ジャガイモの花にナスの花粉をつけた。

ジャガイモの花というのは実がならないんです。

ジャガイモは地下茎で、地下に茎が出て下に実ができるから繁殖に花は関係ない。だからジャガイモの花には実がならないということになっていたわけです。

ところがナスの花粉をつけたら実がなったんです。

地下茎じゃなくて、上に青いジャガイモの形の実がなった。特殊なコロッとした形のナスがあるんですが、それと同じ形で青い実。紫色じゃない。

増川 ジャガイモも最初は青いですし、緑っぽくて、だんだん茶色になっていきますすね。

福村 ジャガイモに非常に似ているんです。食べられないと思って食べなかったから、味はわからないんですけど。

いろいろな実験をやっているとおもしろいです。つるを逆さにしたり。そっちのほうがおもしろくてね。

増川 うちにも今、いろいろ植えて、貴重な微小生命体をまいています。

あと、サンゴ礁のサンゴから石灰を抜いたものを粒にしたものがあるんです。それをトマトにまくとすごくおいしくなるというので、沖縄から送ってきたのをまいてみました。
イチゴの栽培で使ったらすごく甘くておいしくなりました。

福村 糖度が増した。

増川 そうです。石灰を抜いたサンゴですけれど、要するに、余分な水分を吸ってくれるのですね。

イチゴもトマトも余分な水分を嫌うじゃないですか。

福村 貝化石を肥料にした場合は、共通して糖度が増すんです。
北海道の野菜がおいしくなったのは糖分がふえたから。

増川 あれも微生物のエサになるからですよね。
カルシウム自体も微生物のエサになるし、両方だとどうなるかが楽しみです。

川に微小生命体をまく

増川　微小生命体の利用で本当にやりたいのは河口ですよね。微小生命体、貝化石などを川にどんどんまけば水がよくなります。

福村　前に一度やりたかったんだけど、できなかったんです。

増川　やらせてくれないんです。勝手にまくしかないですね。

福村　川の上流にフローフォームを備えつけると、間違いなく川の水はエネルギーを持ちます。

磯焼けというのはわかりますか。今まで、川が流れ込んでいたところは必ず海藻が生えたんです。

というのは、川の水が上流からメビウス運動をやりながら、あるいは川の底の石にぶつかりながらエネルギーを蓄えて海に入ってきた。これは生命エネルギーを多く含んでいるわけです。

だからそこのところは海藻がものすごく生えたんです。

そして、海藻が生えるということは、小魚がすみかにする。だからほかの魚も寄ってくる。

これが古来の海の性質だったわけです。

ところが近年になって、川をみんな真っすぐにしちゃったわけです。

河口に海藻が生えなくなりました。

増川 真っすぐにしてしまったら、川のエネルギーがなくなった。

でも今、少し戻ってきていますよね。

福村 本来、曲がる性質がある水をストレートにしちゃった。だから上流から落ちてくるのが速い。

要するに、山に降った水を早く海に捨ててしまおうという考え方なわけです。途中で何か悪さをさせないように。

短時間で海まで到達するから、確かに治水という意味では正しいのかもしれないけれど、実はその中で大事なことを見失っていた。それが後の勉強でわかったわけです。

川をもう一度曲がりくねらせることはできないから、上流のほうに大きなメビウスの運動をするものを何カ所かセットする。そうするとエネルギーが高くなるわけです。

河口に海藻がなくなったのを磯焼けというのですが、磯が焼けたわけではなくて、エネルギーを失った。だから海藻が生えない。

増川　海藻も微小生命体が構成成分に入っています。

福村　もちろん生き物ですから、エネルギーがないとダメなわけです。

ところが海藻がなくなって、その原因追求のときに、日本の学者は、まず水温が上がったために植物が移動したという考え方をした。

それから、川から化学物質が大量に流れ込んだために死んだということであって、エネルギーまで考えが行ってないんです。

水槽をつくって、苗をつくっては、こういうコンクリートの苗床に海藻の子どもを置いて、海に沈めているわけです。

増川 コンクリートの苗床自体おかしいですよね。

福村 もともとエネルギーがないから、ダメなんです。

増川 海藻はもともとコンクリートを嫌います。

福村 無駄な努力を何十年もやっているわけです。だけど、そのこと自体が一番影響あるのは地球の温暖化なんです。要するに、地球を冷やして炭酸ガスをたくさん吸っていたのは海藻なんです。陸上の木ではない。

増川 表面積が全然違いますものね。

福村 スケールが違う。海藻が生えている範囲と、陸上の木の生える範囲では、海藻のほうが7倍ぐらい大きいです。

増川 7割が海なんですから。

福村 そこの植物がいなくなったのだからたまらない。

日本列島の中でも、昔どおりに川が走っているところの河口はまだ海藻があるんです。

ところが手を加えたところは、みんななくなっちゃった。地球温暖化と直接関係があるのがそれなんです。

だから温暖化をストップしたいなら、海藻を生やしたほうがいい。陸上に木を植えるのはなかなか大変だから。

増川　あとは食糧難にもいいです。ただ、今は海が放射能で汚れているから。

福村　陸上はバンバン野菜をつくっていればいいんです。

海のほうは、とにかく定着する海藻を育てれば、魚も帰ってくるし、温暖化も静かになるわけです。

これは世界規模でやらないといけないんですが、それに一番役に立ちそうなのがこれなんです。

増川　要するに、微生物の力がつくということですね。微生物の数というのは目に見えないけれど限りがありません。そういう微生物が汚染を分解したほうが早いんです。

人間が浅知恵でフィルターにかけるだの何だのというよりも、汚染物質を食べてくれる大量の微生物を繁殖させたほうが早いのです。海はものすごい表面積なわけですから、人間がちょっと添加したところで、フィルターもしきれないのですから、とにかく汚れ物を分解してくれる微生物を増やす。

水の力で良性の細菌を増やして、汚染物を食べてもらったほうが早いから、本当は河口にこういうものをどんどん設置したらいいのです。だけどそういうところには補助金は行かないのです。

放射能を分解する微生物

増川　シアノバクテリアなどの種類は放射能を分解します。昔は放射能がいっぱいあったわけですからね。それがなくなったということは、何かが分解してくれたんです。

福村　放射能が地球上にあふれていたのは約7億年ぐらい前です。そのころ、生物がいなかったのかというと、生き抜いているんです。生き抜いたというのは、さっき言った、学ぶということ。

増川　あと、放射能が好きな微生物が耐性でできました。クマムシなんかはそうですよね。クマムシという虫は放射能が好きで、食べてくれます。2億年前、3億年前ですね。

福村　放射能があっても、植物や動物が生きられるようなメカニズムに切りかえるように微小生命体が学習したわけです。

そうすると、その時代の微小生命体は放射能と戦う能力を学習してあるわけです。

増川　最終的には共生ですよね。

福村　そいつがうまいぐあいに化石になっていてくれると……。

増川　名古屋のほうで、化石を砕いて農場にした人がいて、そこにいっぱいクマムシが出てきたんです。クマムシが増えました。

だから放射能が降っても、その石のところは分解されるから全然何ともないのです。

化石が出てきてゴロゴロで、こんなところを耕してもしようがないんじゃないかと言われたのですが、耕した人がいました。

福村　学習した微小生命体をどうやって捕まえるかなんです。

化石で捕まえるか、あるいは、この前の津波の後に放射能がいろいろ言われたとき、静岡の茶畑に異常な放射能があるとわかった。原発とは全然関係ないんです。

昔のアメリカの実験のときの放射能が残っているわけです。気流の関係で静岡の茶畑にたくさん降ってきたわけです。

そうすると、そこの茶畑の木の中にいる微小生命体は、放射能で木が参らない習練をしているはずなんです。

だから、本当は薬になるはずです。

増川　海岸線のほうが降っていますからね。ワクチンみたいなものになっていますよね。

福村　微小生命体が学習する、学ぶということがきちっと理論立って説明できたら、それを応用する科学が誕生していいはずなんです。

なかなかそれを認めたくない。学習どころか、そんなものはいないと。

増川　動物よりも植物、植物よりも微生物のほうが耐性が早いわけです。小さいものほど早い。
人間の場合は、何世代もかかる。だけど世代交代が早い昆虫とか微生物から先に耐性ができ、人間よりも昆虫のほうが早いですよね。そして昆虫よりも微生物のほうがさらに早い。

福村 人間は全器官、大変な数だから、一番学習が遅いわけです。

増川 複雑過ぎて生きているうちは耐性が間に合わない。

福村 バクテリアなんかはすぐに耐性菌ができちゃう。人間はなかなかできない。

増川 だから、バクテリアの力をかりるという手もありますよね。耐性ができているバクテリアを大量に取り込む。
バクテリアは体の中にいっぱい住んでいるわけですから、それによって支援してもらうという考え方です。
乳酸菌類も、古い菌も入っているわけじゃないですか。植物の体を通り抜けて出た菌も入っているわけです。

あとは、隕石とか化石ですね。おもしろいですよね。

微小生命体は応用範囲が無限に広い

福村　きょうお話ししたことを理解するのは大変だと思いますけれど、ものすごいものですよ。それと、応用範囲が無限に広い。

増川　一般の人が微小生命体について理解して、食べ物にも気をつけたり、そういう生活をしたら、病気が本当になくなってしまうから、製薬会社とお医者さんは困ると思います。

だから世界中で圧力がかかっているんです。

特に生命誕生とか生命の始まりとかと関係しているということがわかると、まずい人たちがたくさんいる。ワクチンや薬も売れなくなる。

わかっている人はもう離れていますが、ワクチンは必要ないです。

そもそもの免疫の定義からしてはっきりしてくると、抗がん剤も薬も注射も、微小生命体にとって悪いことをやっているわけです。嫌がるわけですから。

真逆のことをやっているので、それ自体間違った治療だというのがはっきり明確にわかるわけです。

だからこそ国もアメリカの指導で、微小生命体の研究を阻止するわけです。そもそも免疫学というのは、しっかりとした定義がないんです。免疫学が日本にないのもおかしいですよね。

福村　日本で出ている免疫学というのは、全部白血球の働きを免疫だと固定してしまったのですが、実は10分の1ぐらいなんです。人間の体の中の、体を維持するための働きの10分の1ぐらいは確かに白血球がやっています。

増川　それは本当の総合の免疫学じゃなくて、一部を捉えたものです。

福村　もっと幅広く、生命をいい状態で長時間もたせるための働きが免疫だと考えていけば、体の各器官がそれぞれ活動して、人を長生きさせるための活動をやっているわけです。

増川　その知恵がみんなについたらまずい人たちがいるわけですよね。だから、白血球だけの話にしている。

福村　薬が要らなくなってくるからね。

だから、大っぴらに免疫が上がりますと言って物は売れないんです。本当に上がっちゃうから。

上がらないものは何を言ってもいいんですよ。新聞でジャンジャン、あれが治った、これが治ったと言っているものは、治らないから言えている。

増川　チャーガもひところバーッとなったけれど潰された。

プロポリスもチャーガもアガリクスもたたかれました。

やっぱり効いたからたたかれたんです。これも余り言うとたたかれますから、静かに浸透させて。

福村　あれはもともと甲状腺をダメにするから危険なんです。要するに、菌糸体といってインターフェロンを出すものなんです。

だから、キノコを食べると一時的にはインターフェロンを出して免疫力が上がったように見えるんですけれど、甲状腺のホルモンの分泌に異常を来すわけです。マイナス面が多いんです。

それで結局、逆に悪くなるんじゃないかと厚生省が発表したので、一遍にオシャカになったんです。

増川　でも、それはたまたま甲状腺が弱い人で、そういうケースだけとは限らないですし、ちょっとあやしいですね。

治った人もいるし、チャーガはロシアではナチュラルメディスンとして病院で使われていますからね。

福村　収容所でソルジェニーツィンがチャーガで治ったという話があって、たまたまの話だろうけれど、恒久的には無理なんだよね。

僕はあれが本当に効くのかどうか、いまだにわからないんです。

増川　ロシア赤十字社でもチャーガを主成分とした抗がん剤が販売されていますし、しっかりとした長期にわたる臨床データーがバックアップしていますよ。重要なのはチャーガが白樺や樺の木科の幹から栄養を吸収することだと思います。

福村　そういえば10年から15年も寄生して木を枯らしてしまうぐらいエネルギーも栄養ももらっちゃうんだからね。

増川　大自然の恵みを受けて凝縮された結晶体のようなもの。杉の皮にソマチットがいるなら樺科の木の皮にも大量にいるはずです。

福村　それもそうだね。インターフェロンの効能云々に着目する必要などなく、原点に戻ってソマチットの存在の量と質の問題だ。

増川　医学会はどんな方法を使ってもいいものは排除したいから、ある癌センターでのチャーガを使った臨床結果でも相当おかしなものがありましたよ。長い間抗がん剤を使ってきた癌患者に、数回チャーガを投与した後で危篤状態とありましたが、多分薬毒がたまりチャーガで解毒作用が促され、種々の数値に変化が出ただけでしょうね。

福村　そういえば有名な病院や権威を誇る検査センターや癌センターほど、

効果があると言われる植物成分を叩くことが多いのが常だね。プロポリスも花粉もアガリクスも皆同じだ。健康食品業界叩きは、自然の植物の中や我々の中に生きているソマチット叩きと同じだね。

増川　大事なのは原点に立ち還り、私達は皆大自然に生かされていることを忘れずにいれば、食を大事にして化学薬品や毒薬に翻弄されずにすむということ。

福村　ソマチットは薬も毒も化学療法も嫌いだから、ソマチットが喜ぶものに生き方をチョイスしていけば、間違いなく健康で明るい未来が開けるね。

あとがき

福村先生への追悼文とソマチットと共に進化する私達

増川いづみ

「医学界がもっとオープンになって、ソマチットを認めれば病気に悩まない世界になるのになあ」「権威よりも柔軟性が必要なんだよ」というのが福村先生の口癖でした。

いつも穏やかで熱意を持ってソマチットに取り組んでおられた福村先生が突然亡くなられて、あっという間に1年余り過ぎましたが、そのわずか1週間前まで何度もお電話でお話ししていたので、帰らぬ方になってしまったということが未だに信じられません。

先生に初めてお会いしたのは今から約20年前の秋、長年親しくしていた歯科医の故寺川國秀《てらかわくにひで》先生から、「ソマチットの研究者の福村先生という前に話したことがある面白い人が、電磁波防御のテクノＡＯを触って見て、いづみちゃんに会いたいと言ってるけど近いうちに時間作って会いましょう。絶対に話が合うと思うよ」との電話が始まりでした。

二人とも一緒にガストン・ネサン博士にカナダに会いに行ったお仲間で、その時のお話を微に入り細に入りお聞きしていたので、すぐに日程を決めました。

初めてお会いした日、福村先生は、ソマチットのことをまるで自分の子供のことのように、目を輝かせて楽しそうに話しだし、生い立ちからソマチットとの出会いと、わかってきた一部始終を、数時間一気に大変エネルギッシュにお話しになっていたことが印象的でした。

電磁波のことにも興味を示され、「初めてこのテクノＡＯに触った時にお腹のソマチットが喜んでいる気がしたんだ」とニコニコしながら仰り、エネルギーバランサーという家やビル 用の装置も「とても気持ちがいいねえ」と言いながら、頭の上や胸腺やお腹の上に置いてご機嫌な感じでした。

携帯電話やコンピュータ、レーザープリンターなどのＩＴ機器や一般家電は、主に免疫機能を抑制したり脳細胞やＤＮＡを損傷してしまうことが、欧米の軍や公的研究機関で明らかになっています。

ソマチットは体じゅうに存在していますが、特に小腸に多いことと、免疫機能の増減や森下敬一《もりしたけいいち》博士が半世紀も前に提唱している腸内造血説と深く関わっていること、また生物多様性の始まりとの関連等についても熱く語り合い、すっかり意気投合していました。

その後東京でも良く会合していましたが、私が一時伊賀上野の山奥の古民家にいた時にも実験のために大量の貝化石を前もって送ってくださり、敷地内の池や様々な材料で作ったフローフォームの中での振動や流れに対するソマチットの実験に、東京から5時間もかかるにもかかわらず、わざわざ何度も足を運んでくださいました。私が伊賀に移ってから2年半経ったころ、良くできた奥様が急にお亡くなりになり、「何もしたことがないから何がどこにあるかまるでわからなくて大変なんだよ」といって、だいぶ困っていたようですが、その頃から最後の仕事をしたいといって急に奮起し出して別の角度でソマチットの研究を始めていました。

「以前のソマチット学会は、僕は名前が入っているだけでコントロール下にはなかった。今は意図に反してなんの研究もしていないで色々な物売りの会になっている。僕もだいぶ前に抜けているから新しい学会を作りましょう」ということになり、その準備等で私が引っ越した先の小淵沢にも何度も足を運んでくださり、微小生命体学会の発足会を行ったことが昨日のように思い出されます。

ソマチットは、実は110年以上も前に数人の科学者によりヨーロッパで発見されていますが、呼び方がまちまちであったので別物の発見であるかのように思われていました。

実は私が電磁波の研究を通してロシアアカデミーで親しくなった生物学者も、ロシアでは1800年ごろから数十人の科学者が研究を進めていたという事を聞いて驚きました。

ソマチットとガストン・ネサン博士が名づける前は、マイコジィーマとかバイオフォトン、マイコモルフィックなどと呼ばれていました。現在数十人の心ある科学者の中でソマチットの研究は確実に進んでいます。人間や動物だけでなく、植物も含めたあらゆる生命創造の材料として宇宙から飛来した微小生命体は、どのような細胞にも変化する多態性をもち、意識のフィールドとも繋がり環境により反応し、変化します。自身の意思を持ち自由に動くことができる高度に進化した細胞なのです。

ですからひどく暗かったり、激しく罵倒している人の体、タバコや毒の薬が入っている人の体からは出ていってしまったり、殻を被って眠ってしまい

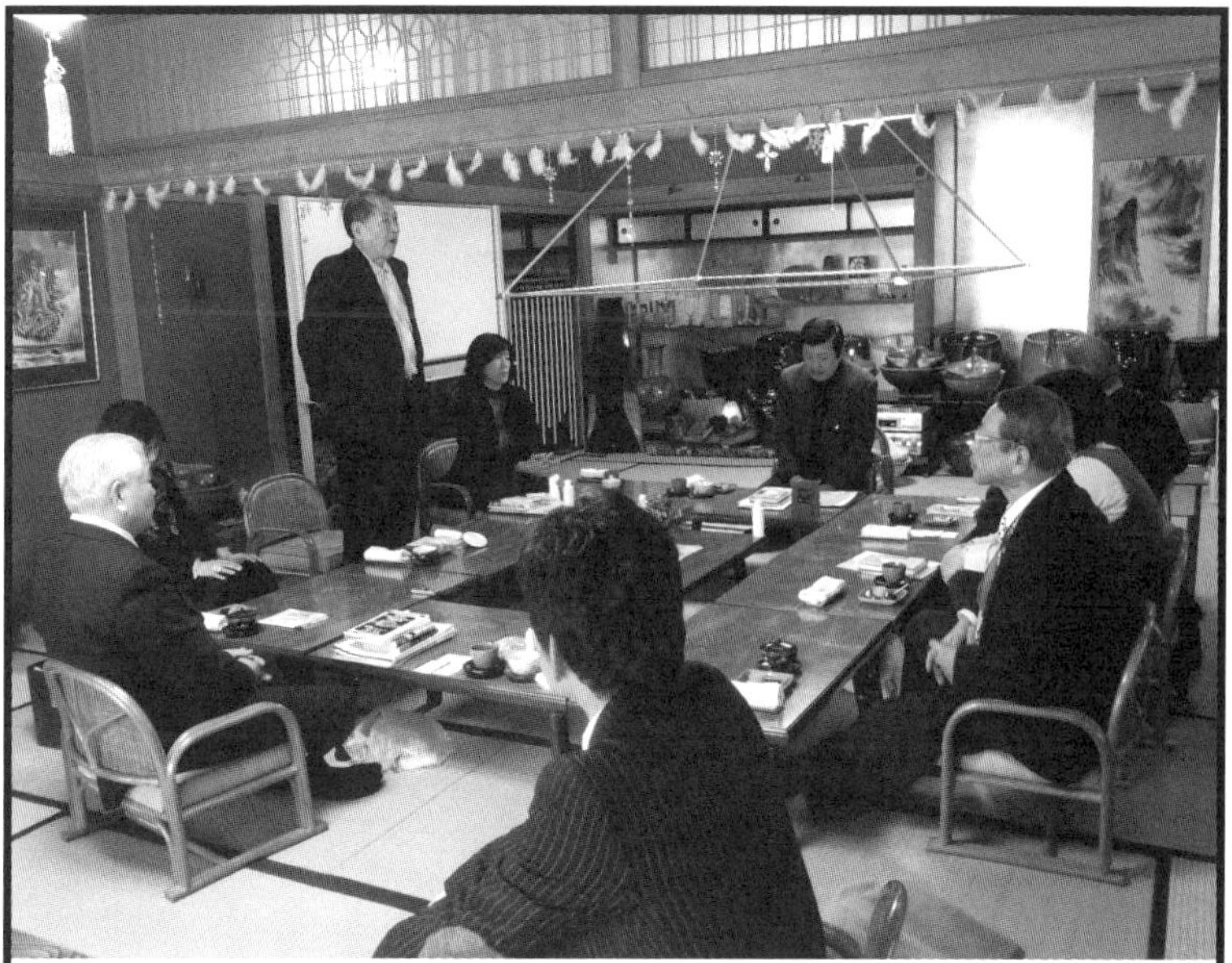

微小生命体学会発足会で

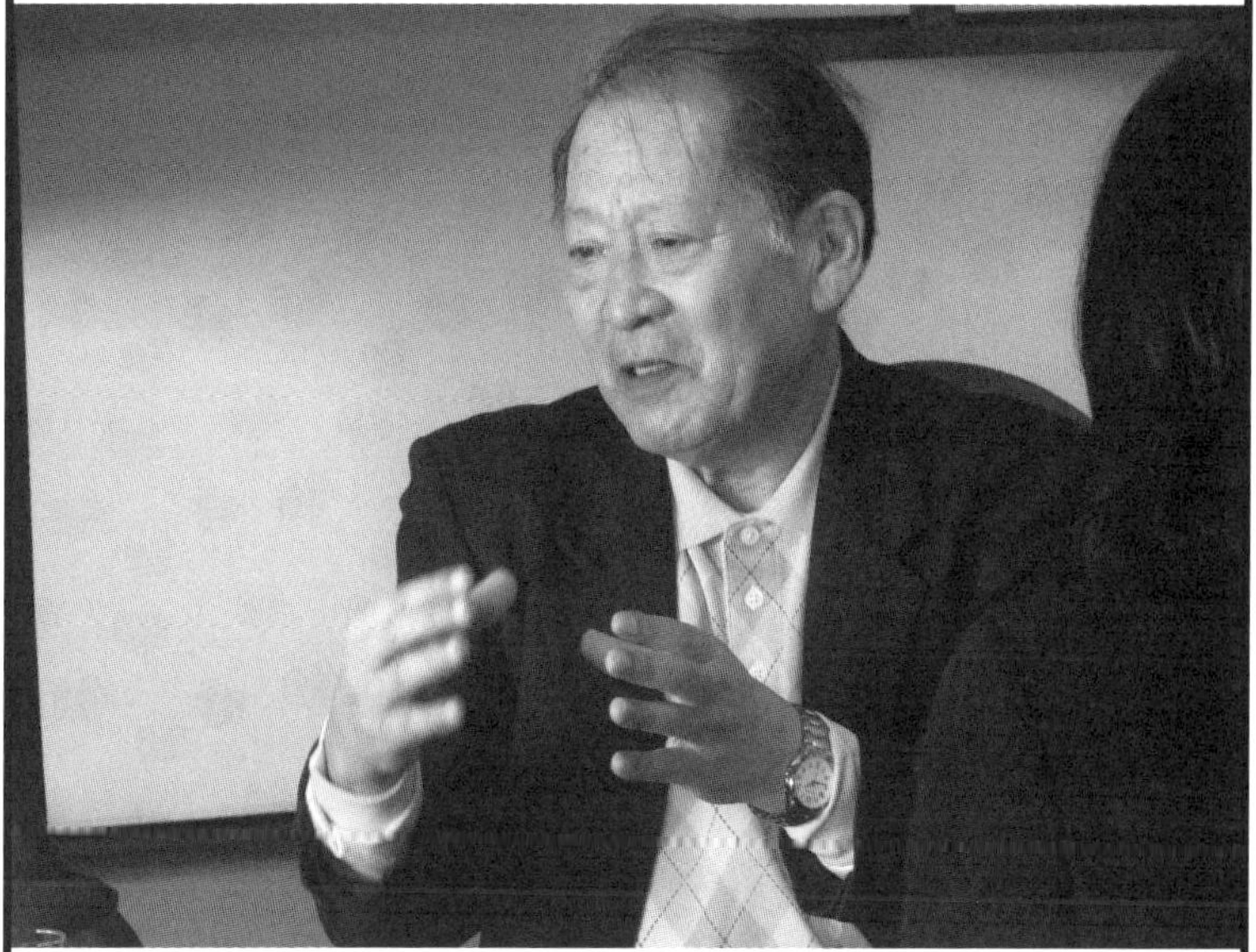

福村先生

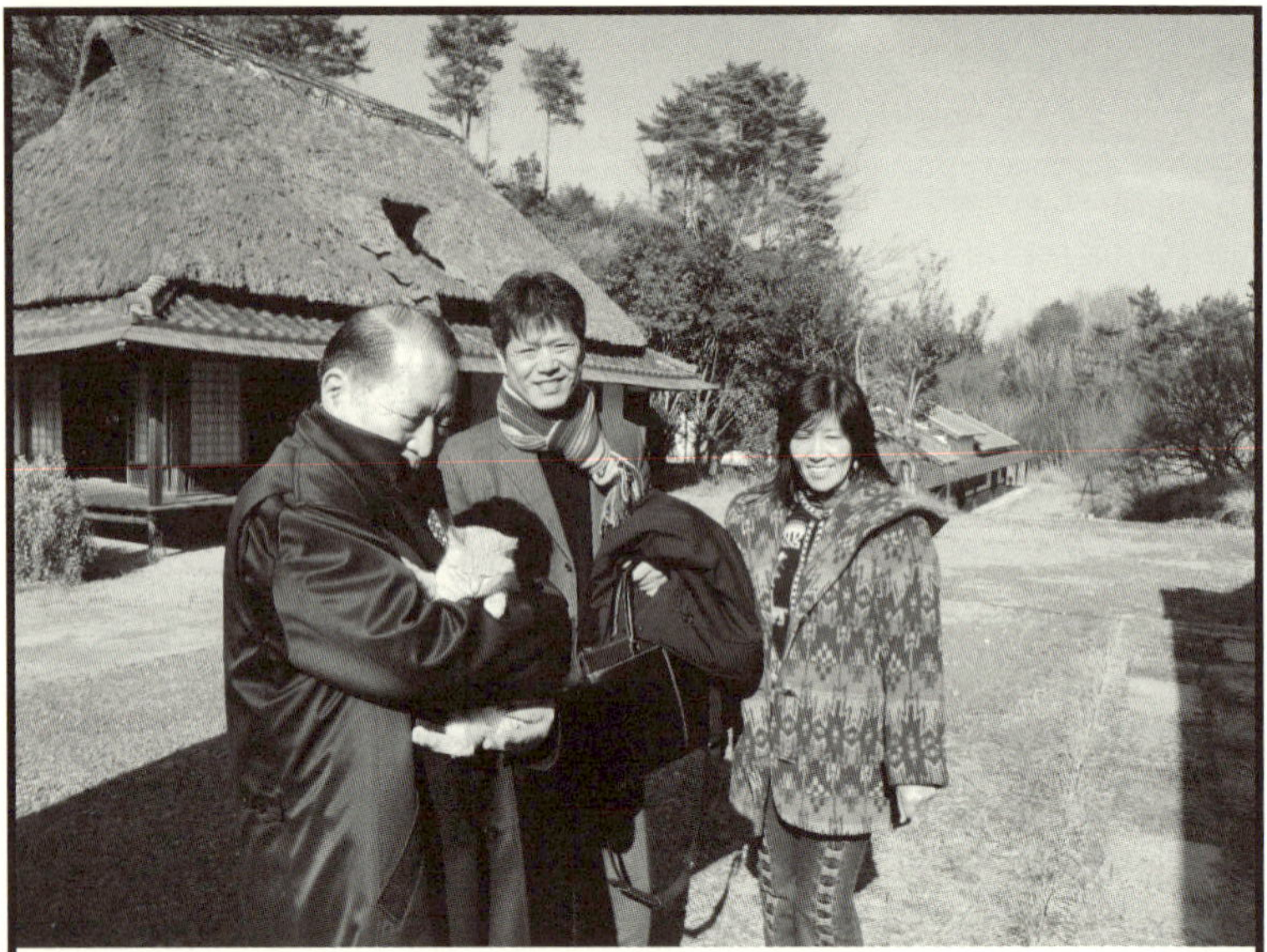

古民家のアトリエ前　福村先生と息子さんの訪問時

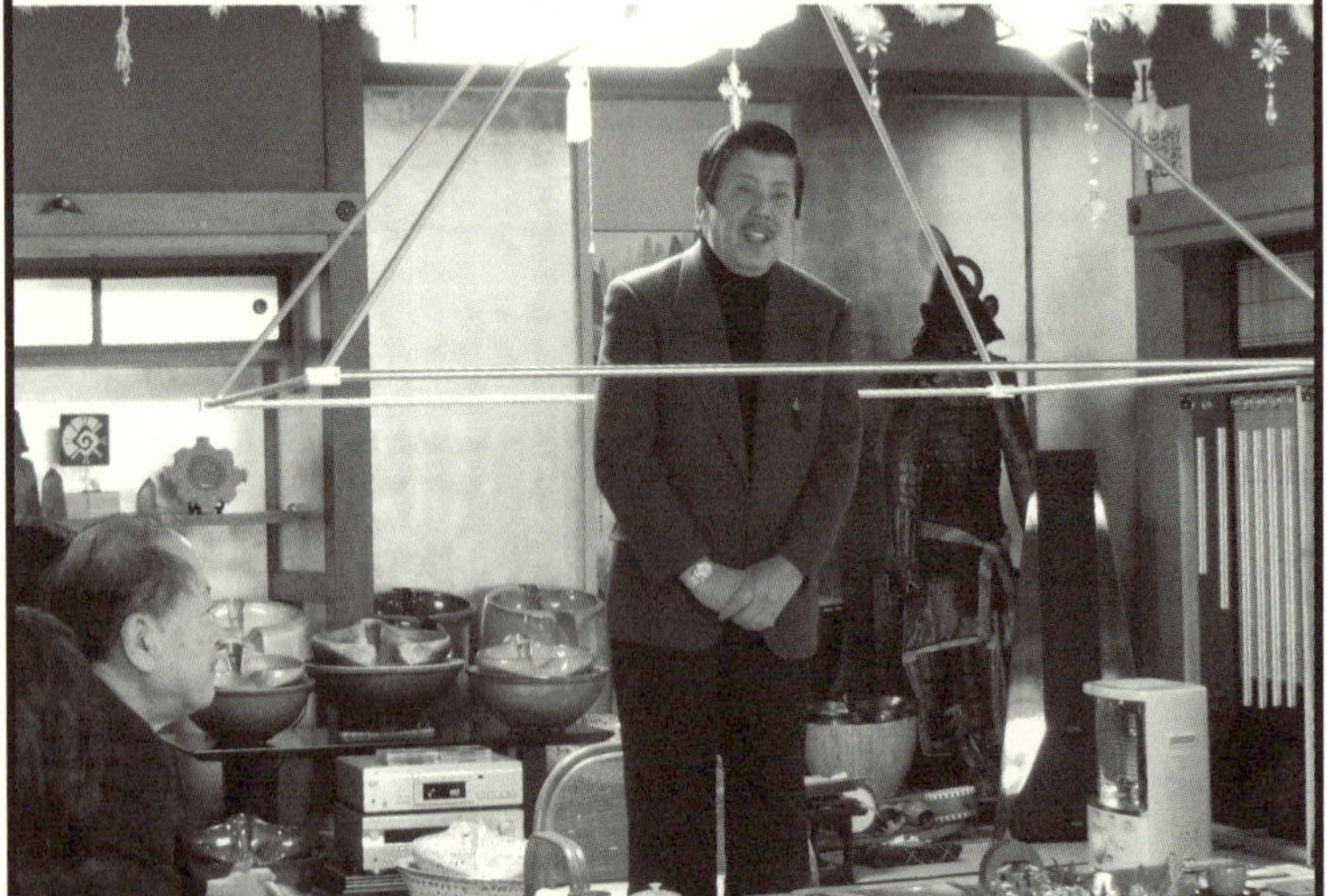

内藤先生

ます。心地良く響く振動や調和に満ちたエネルギーが大好きなのです。

国内外を問わず一般的な医学界では形が変化するという概念自体をまやかしやオカルト的に捉え、制限をつけることが通常になっていますが、ソマチットのような変化や多能性を持つ生命がいなかったら、今の多様性に満ちた生命にあふれた地球は存在するのでしょうか？

しかしながら、その一部の成果を表面化させた途端に、当事者が様々な形で弾圧を受けたり消息が不明になるのですから、慎重な動きにならざるを得ない状況です。

福村先生も数回弾圧や嫌がらせを受けましたが、同様に弾圧に苦しめられた牛尾先生の意図も継いでいるし、人類の未来のためだといって怯《ひる》みませんでした。

先生の『病気や苦しみのない人類を夢見た意図』が、人知を超えたエネルギーの世界で多くの人の意識に宿り続ける事を願ってやみません。

福村先生、たくさんの貴重な学びと体験と優しい笑顔をありがとうございました。私たちが心身を浄化し、衣食住を整え、愛の振動（周波数）で満たされることで、ソマチットの統合性とつながり、生命創造をになってきた高度な意識は、私たちを新しい次なる未来への進化へと誘う鍵の一つとなりえるでしょう。

増川いづみ

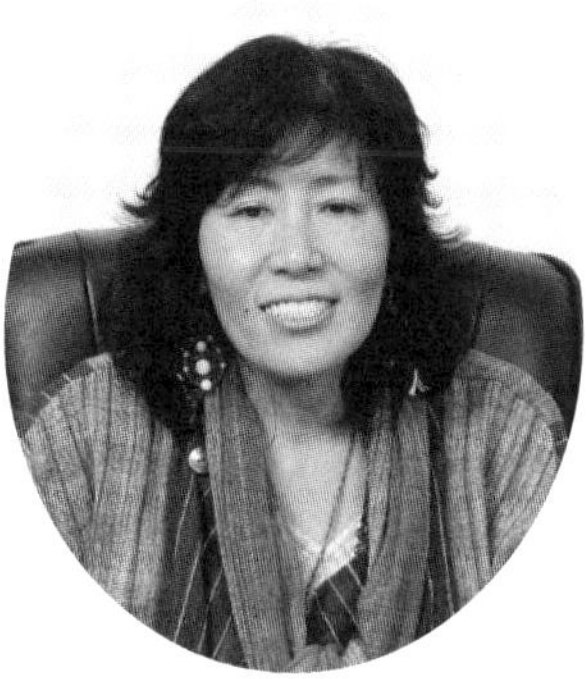

増川いづみ氏

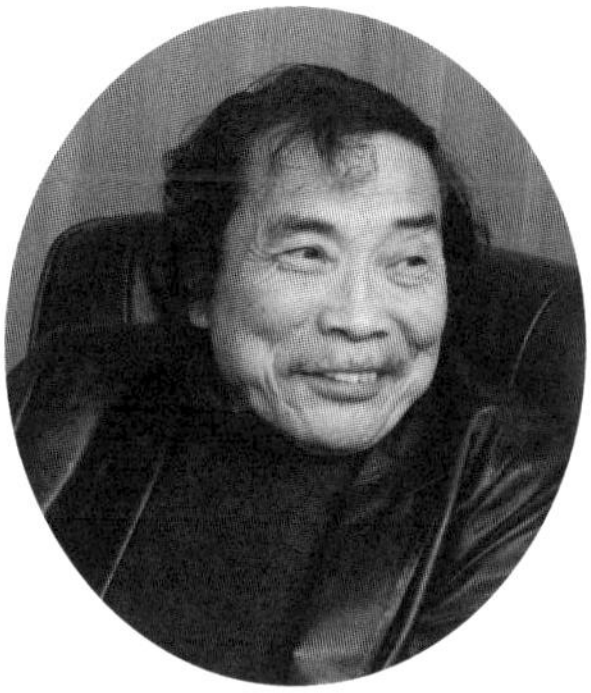

船瀬俊介氏

ヒカルランドパークでは、増川いづみ博士と船瀬俊介氏を中心としてその他の研究者も混じえた「ソマチットと波動医学」のセミナーを企画しております。日程は2017年6月以降となる予定です。

ヒカルランドパーク
電話：03−5225−2671（平日10時−17時）
メール：info@hikarulandpark.jp
URL：http://hikarulandpark.jp/

日程が発表される前にこちらの予約フォームにて、予約リストの登録を済ませて頂いた方は割引＆優先でのご案内となります。

福村一郎　ふくむら いちろう
東京理科大に学ぶ。1962年、株式会社ムサシ工芸設立、代表取締役社長。1978年、株式会社セリーズ設立、代表取締役社長。1998年、日本ソマチット研究所設立、所長。ソマチットの研究開始。2007年、株式会社八雲設立。著書に『ソマチット―地球を再生する不死の生命体』（ビオマガジン）、『古代生命体ソマチットの謎』（冬青社）宗像久男共著がある。
2015年7月3日逝去。

増川いづみ　ますかわ いづみ
東京都生まれ。ミシガン州立大学で栄養学および電子工学の博士号を、MITで量子力学の修士号を取得。水への興味から始まり、生物分子学、マリンバイオロジー、地質学、発酵学、鉱物学、薬草学、古文献など、分野を超えた多岐にわたる研究に従事。近年は音による振動治療を応用したサウンド療法に集中し、人と地球の健康と生命のバランスをテーマにしている。テクノエーオーアジア代表取締役。
著書『水は知的生命体である』（共著、風雲舎）、『これからの医療』『君が代』『大崩壊渦巻く［今ここ日本］で慧眼をもって生きる！』『古代のスピリットと共に《すべてを超えて》生きよう』（共著、ヒカルランド）、『ウォーター・サウンド・イメージ』（監訳・解説、ヒカルランド）。
http://www.tecnoao-asia.com　電磁波（テクノAO）
http://www.flowforms.co.jp/　水（フローフォーム）、ユニヴァーサルバランス主宰
http://www.lifetune.jp　音（サウンドヒーリング）

科学がひた隠すあらゆる生命活動の基板
超微小生命体ソマチットと周波数
宇宙神秘の核心に超接近するAmazing Science

第一刷　2017年2月28日
第四刷　2024年7月17日

著者　増川いづみ
福村一郎
序文　船瀬俊介

発行人　石井健資
発行所　株式会社ヒカルランド
〒162-0821　東京都新宿区津久戸町3-11　TH1ビル6F
電話　03-6265-0852　ファックス　03-6265-0853
http://www.hikaruland.co.jp　info@hikaruland.co.jp
振替　00180-8-496587
本文・カバー・製本　中央精版印刷株式会社
DTP　株式会社キャップス
編集担当　TakeCO

ISBN978-4-86471-469-3

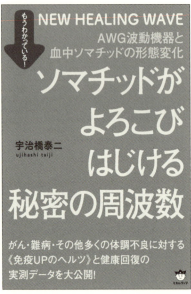

福村一郎さんについて

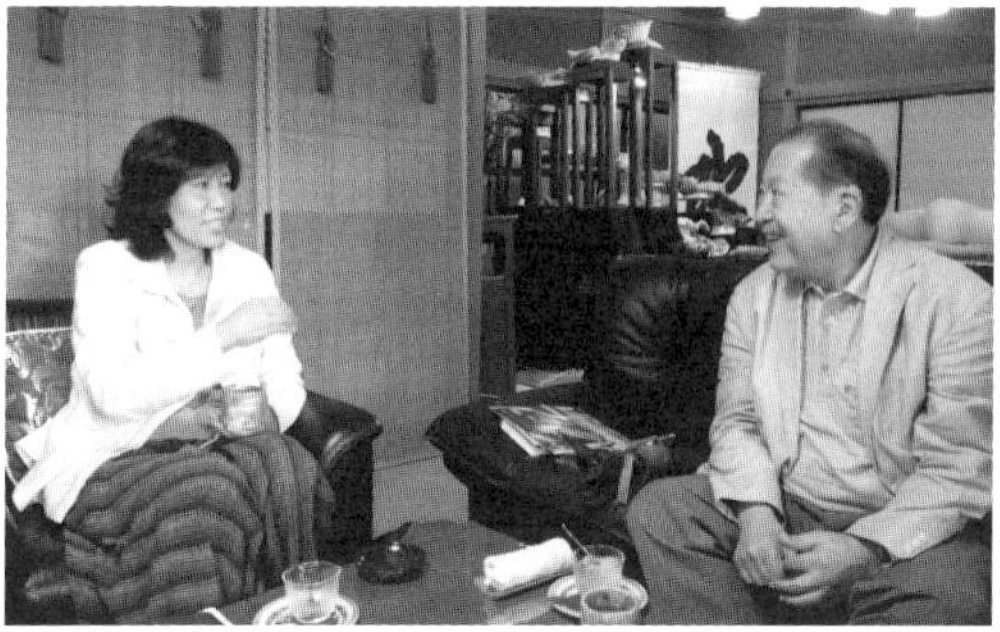

増川いづみ博士とソマチッドについて熱く語り合う故福村一郎氏

幼少の頃より免疫が全くなく、数々の難病を抱えながら生きてきた福村一郎さんにとってソマチッドを知ったことは福音だった。ソマチッドの研究に邁進する中で、その人間の健康面に対する向上にひたすら着目し、製品化を急いだのは極めて当然のことだったと言える。

福村：人間の老化を防ぐ一番いい方法は、軟骨が元どおりになることなんです。北海道の八雲地方でとれる貝殻を食べると、軟骨が再生するんですよ。貝殻の中には、当時の非常に高い微小生命体（ソマチッド）が眠っているわけです。今ほど地球が汚れていませんから、えらいエネルギーが高いまま眠っていたんですね。

『科学がひた隠すあらゆる生命活動の基板　超微小生命体ソマチットと周波数』増川いづみ×福村一郎

福村一郎　ふくむら　いちろう
1932年生まれ。東京理科大に学ぶ。1962年、株式会社ムサシ工芸設立、代表取締役社長。1978年、株式会社セリーズ設立、代表取締役社長。1998年、日本ソマチット研究所設立、所長。ソマチットの研究開始。2007年、株式会社八雲設立。著書に『ソマチット　地球を再生する不死の生命体』（ビオマガジン）、『古代生命体ソマチットの謎』（冬青社）宗像久男共著がある。2015年7月3日逝去。

量子オーガニックサウンドを作り出す、唯一無二の音響空間 ヒカルランド本社1階に誕生!

Hi-Ringo Yah!

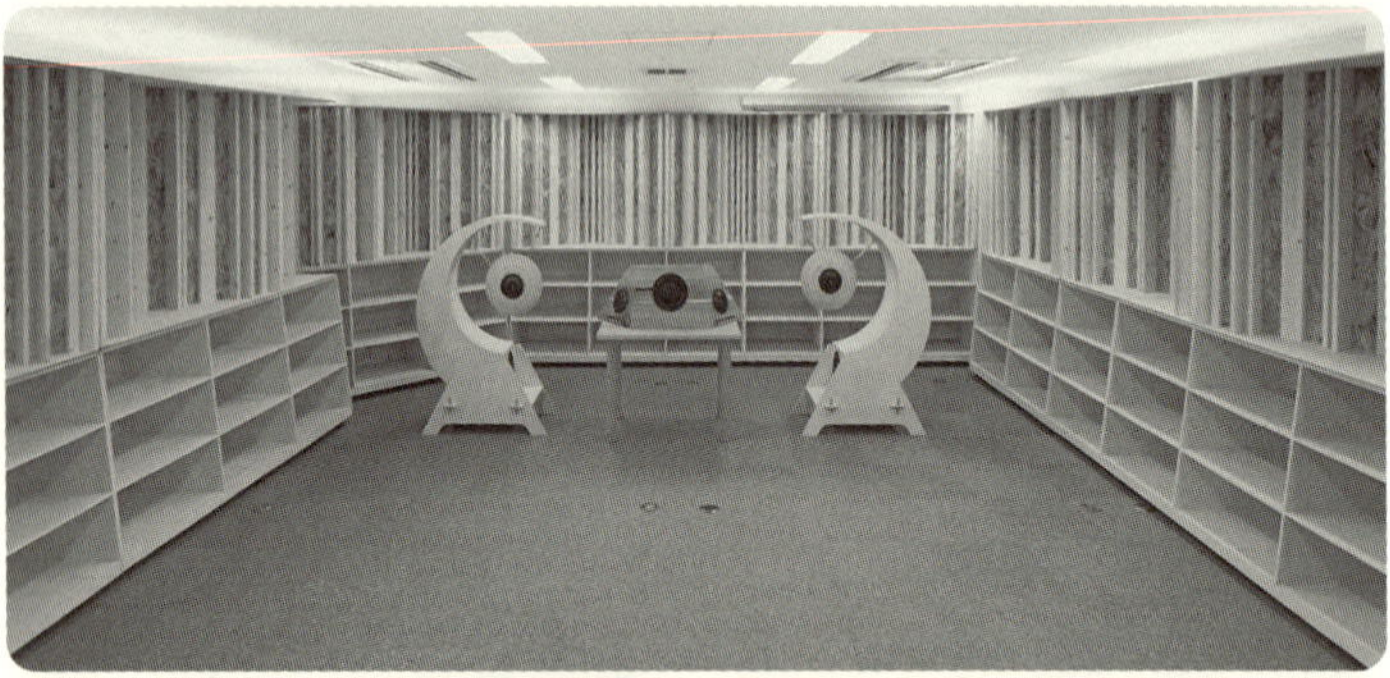

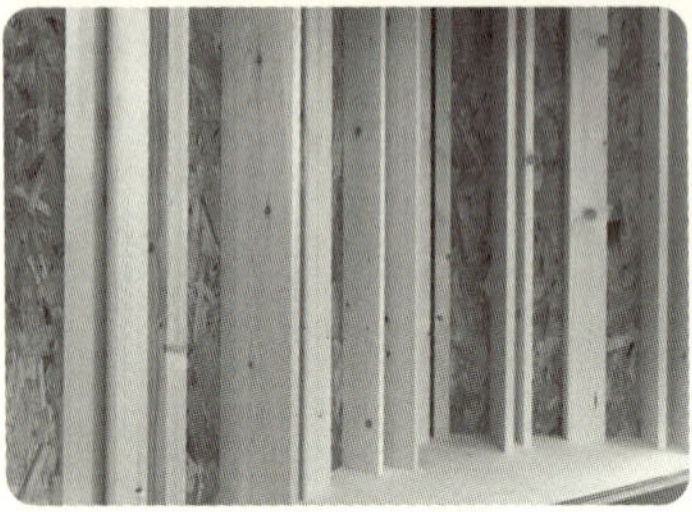

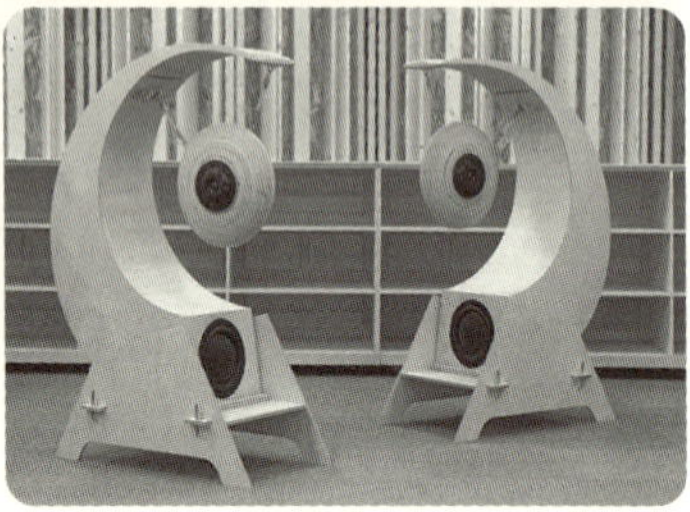

“音のソムリエ” こと藤田武志さんが設計ディレクションを担当した、ヒカルランド本社１階にある「Hi-Ringo Yah!」(通称ヒーリン小屋)。ここは日本が世界に誇る音響建築のプロ「田口音響研究所株式会社」の手によって実現した、唯一無二の量子オーガニックサウンドが味わえる空間です。演奏をメインとした音楽イベントや、レコーディングに適した空間にするため、スタジオ全体に反響版（リフレクター）が設置されているのがポイント！　音は、空気中の分子の振動。それらの振動が「どのような振る舞いをするのか」が考慮されているこの空間では、音を聴いた時の体感がまるで違います。反響版によって反射した音の周波数はすべて異なるようコントロールされているので、楽器の響きがスタジオ全体へと広がり、空間のどこで聴いても違和感がなく、音が心身に染み渡るように感じるのです。量子パワーも加わって、聴く人を芯から最適化。あなたも一度足を運んで、音の中に身を浸す “音浴” を体験してみてください。

本といっしょに楽しむ イッテル♥ Goods&Life ヒカルランド

増え続ける電磁波から身を守る強力な電磁波対策グッズ「テクノ AO シリーズ」。5G対策にも！

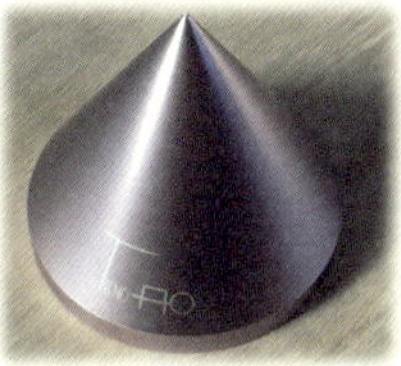

昨今私たちを取り巻く電磁波は、次に挙げるように増加の一途をたどり、人体への影響は深刻化しています。

● スマートフォンの普及

スマートフォンは従来の携帯電話よりも電磁波が強く、常に触れているため、超低周波を受ける量が格段に増しています。無線 LAN（WiFi）や Bluetooth の設置・利用も拍車をかけています。

● 通信機器の増加と5Gサービスの開設

電車や飛行機の電磁波による健康被害は以前より危険視されていましたが、GPS などネットワークシステムの拡大や5 Gサービスの開設といった通信技術の発展で電磁波はさらに増え続けています。今後、電気自動車、ハイブリッド車は確実に普及していきますので、さらに身の周りに電磁波があふれることになります。

● 宇宙からの電磁波増大

地球の地磁気が弱まっており、宇宙から降り注ぐ有害な電磁波の影響は増しています。太陽フレアや太陽に巨大なコロナホールが観測されたことは近年話題にもなりました。

さらに、スマートメーターや太陽光パネルなど電磁波の影響をもたらすものが爆発的に増加しており、もはや逃げ場のない環境になっていると言えます。

電磁波は細胞や遺伝子を徐々に破壊していき、人間の脳や心臓、自律神経へ害を与えていきます。人のα波の周波数が乱れてくると、様々な不調やストレス症状、さらには脳梗塞や心筋梗塞、脳の発達障害を引き起こす要因にもなり、危険な症例も出ています。このような電磁波における状況が深刻化する中、電磁波対策は年々その必要性が高まってきています。

電磁波を知り尽くす増川いづみ博士も愛用する一級品

鉄塔や高圧送電線など強い電磁波にさらされている環境から守る！

最近、目が痛い、肩が凝る、よく眠れない、イライラする。
こうした症状にお悩みの方、パソコンに長時間向かっていたり、携帯電話を頻繁に使っていたり、テレビゲーム・オンラインゲームに夢中だったりしてませんか？「電磁波ストレス」の可能性があります。

目の症状

かすむ・疲れる・痛い・乾く（ドライアイ）・ちかちかする

体の症状

頭痛がする・肩が凝る・首筋が凝る・顔がかゆい・腰痛・動悸・不整脈
吐き気・めまい・花粉症・アレルギー・アトピー・風邪を引きやすい

神経の症状

疲れやすい・倦怠感・不安感・無気力・イライラ・怒りっぽい
眠れない・記憶力減退・集中力低下等様々な症状

有効範囲はなんと直径 70m 以上！　置くだけで家や会社全体を電磁波から守ります。家の中央よりやや北側に、二階建ての場合は下の階に設置するのが効果的でオススメです。

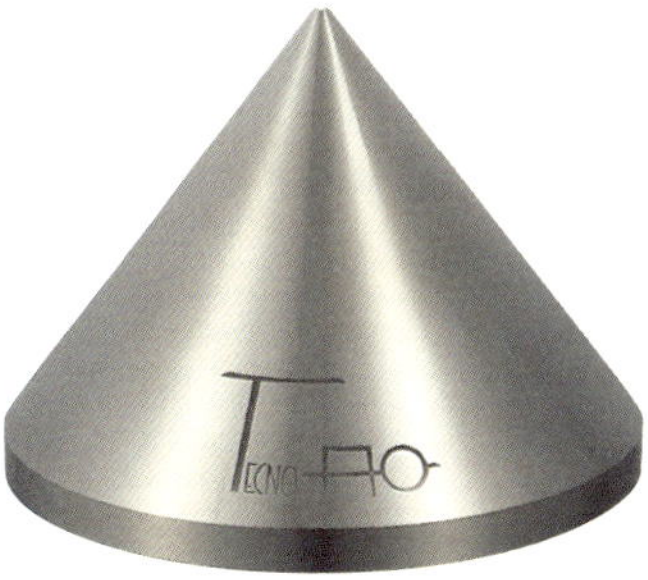

テクノ AO
エネルギーバランサー

398,900円（税込）

サイズ：直径 140 ㎜×高さ 94 ㎜　重さ：約 690g　有効範囲：直径約 75m
※テクノ AO エネルギーバランサーは注文後の取り寄せとなります。商品到着までお時間をいただく場合がございます。

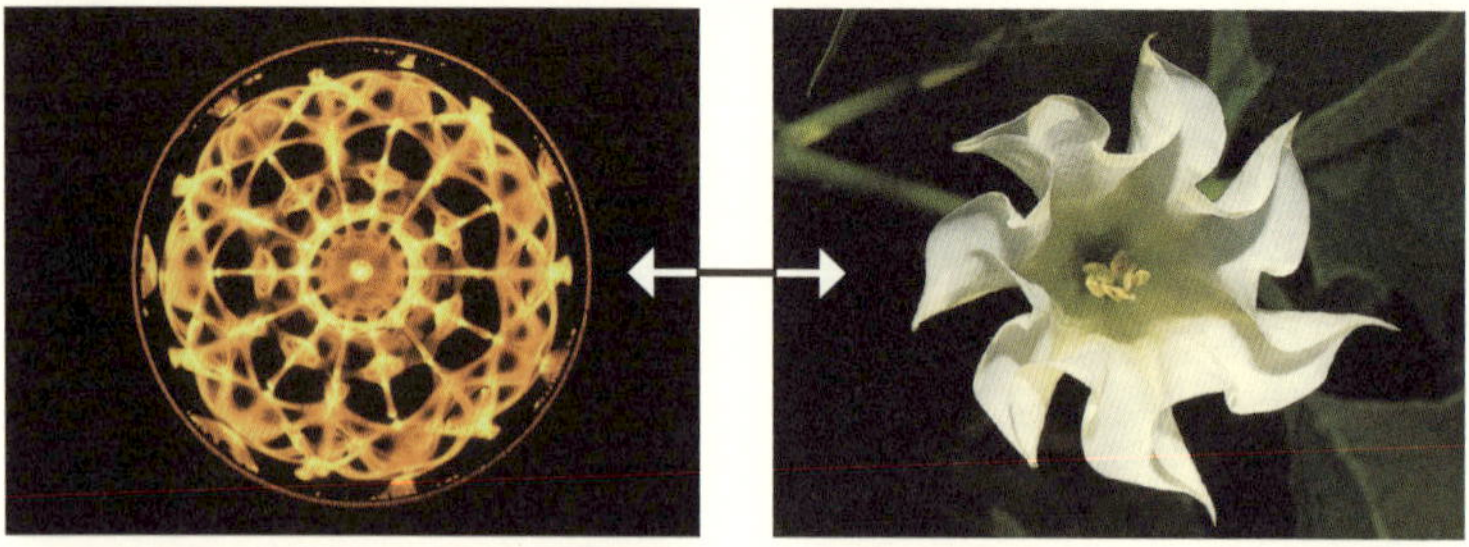

79.7Hz

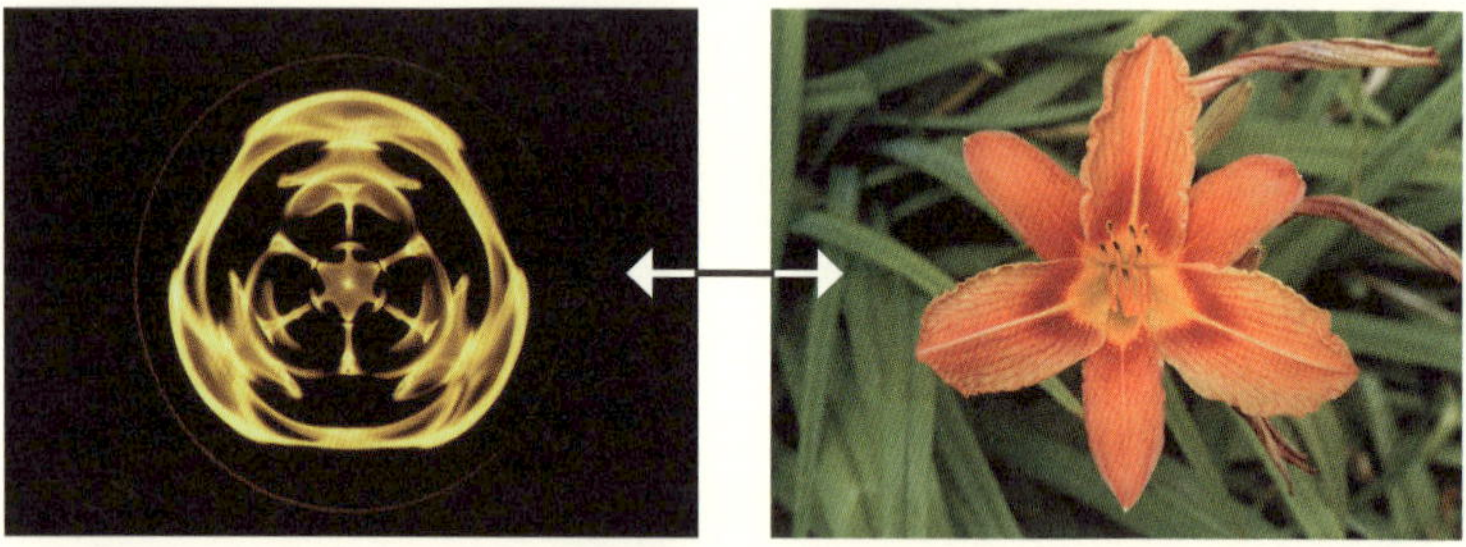

28.9Hz

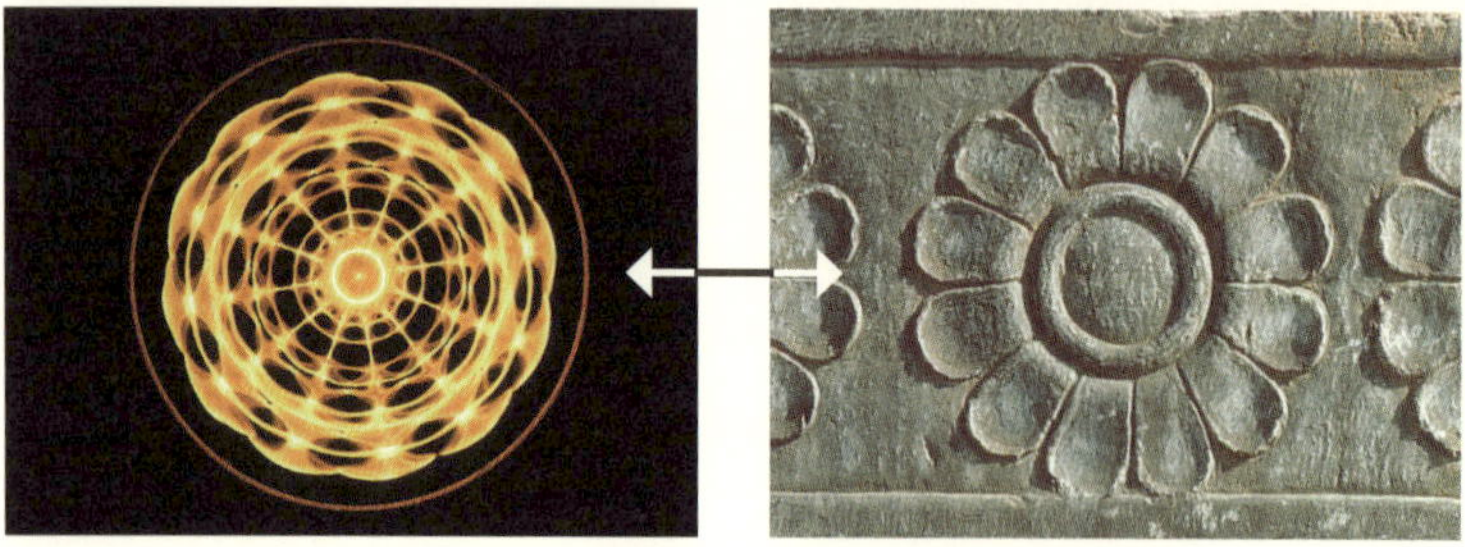

55Hz

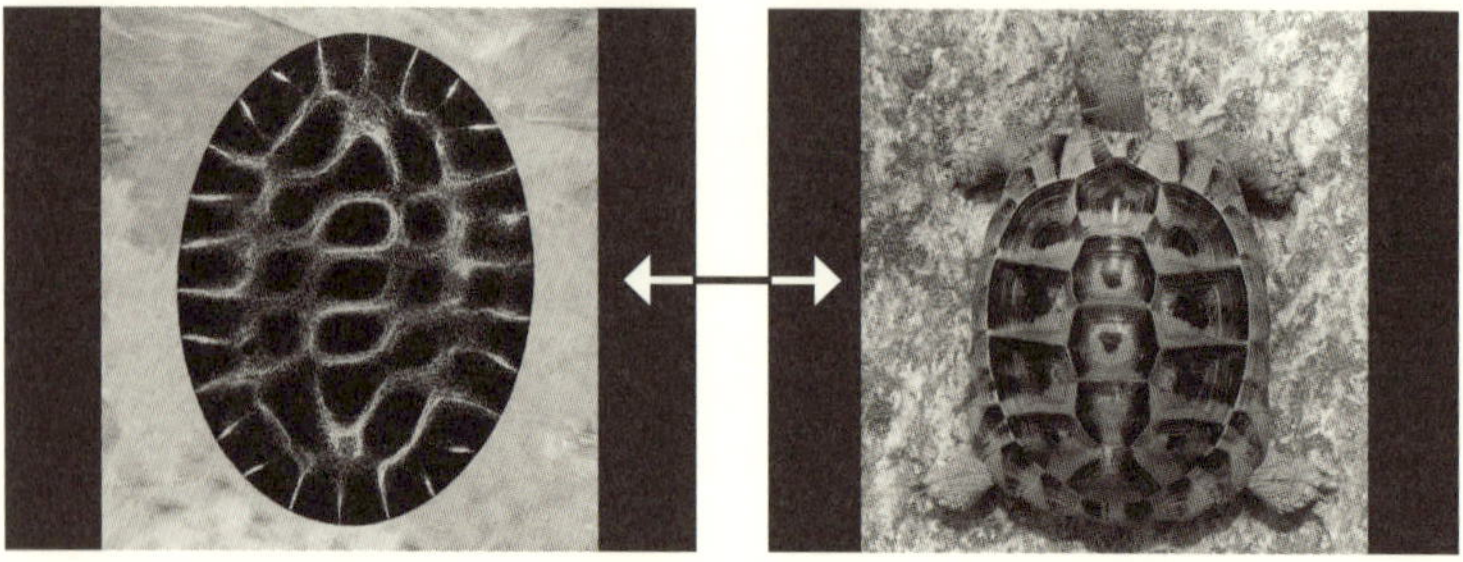

2041Hz

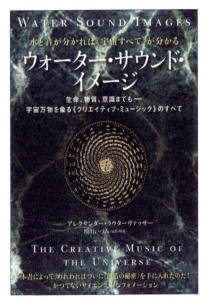

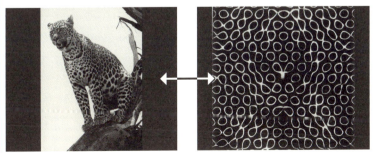

本といっしょに楽しむ イッテル♥ Goods&Life ヒカルランド

オルゴンパワーで気分爽快

メビウスオルゴンリストバンドとは、腕に着けるだけでアーシングしながらオルゴンエネルギーを取り入れることができる、ヒカルランドオリジナルのロングセラー商品です！

本体内部にあるマイクロオルゴンボックスを通して空中からオルゴンエネルギーを取り込み、生体エネルギーと反応することで身体をニュートラルな状態にし、蓄積した静電気やマイナスエネルギーを放出させるアーシング効果もあります。

マイクロオルゴンボックスの中に「メビウスリング」を組み込んでいます。メビウスリングは、身体に良いとされている金、銀、銅、錫（すず）などを組み合わせた特殊合金のコイルを“メビウスの輪”のように巻いた「無限にエネルギーが得られるリング」で、従強いエネルギーを得られる仕様になっています。さらに、クリスタルパウダーを内部の樹脂に配合したことにより、除霊効果も備わっています。

ぜひ、皆さまも「メビウスオルゴンリストバンド」でコンディションを整えて、スッキリとした気分で過ごしましょう。

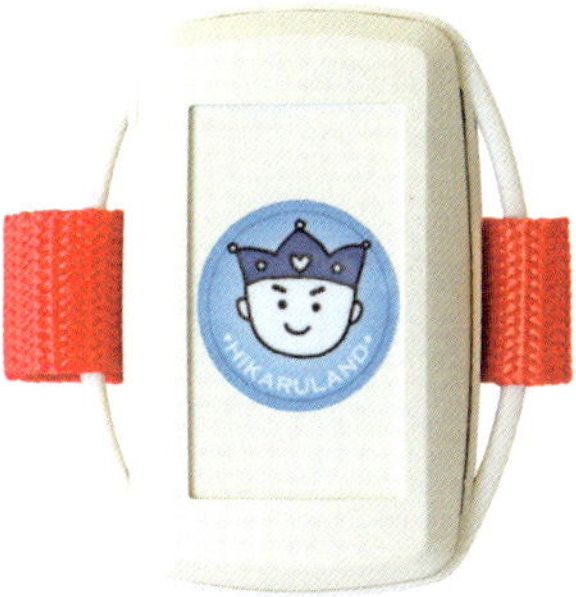

メビウス
オルゴンリストバンド

15,400円（税込）

サイズ：［本体］53×32×15mm、［バンド］長さ 260×幅 15mm　重量：約 30g
素材：［本体］ABS樹脂、［バンド］ナイロン 仕様：空中充放電式（コードレス）、マイクロオルゴンボックス、メビウスリング
※一部部品を輸入しているため、在庫状況によりお届けまでお時間がかかる場合がございます。

ご注文はヒカルランドパークまで TEL03-5225-2671　https://www.hikaruland.co.jp/

＊ご案内の価格、その他情報は発行日時点のものとなります。

自然の中にいるような心地よさと開放感が
あなたにキセキを起こします

元氣屋イッテルの１階は、自然の生命活性エネルギーと肉体との交流を目的に創られた、奇跡の杉の空間です。私たちの生活の周りには多くの木材が使われていますが、そのどれもが高温乾燥・薬剤塗布により微生物がいなくなった、本来もっているはずの薬効を封じられているものばかりです。元氣屋イッテルの床、壁などの内装に使用しているのは、すべて45℃のほどよい環境でやさしくじっくり乾燥させた日本の杉材。しかもこの乾燥室さえも木材で作られた特別なものです。水分だけがなくなった杉材の中では、微生物や酵素が生きています。さらに、室内の冷暖房には従来のエアコンとはまったく異なるコンセプトで作られた特製の光冷暖房機を採用しています。この光冷暖は部屋全体に施された漆喰との共鳴反応によって、自然そのもののような心地よさを再現。森林浴をしているような開放感に包まれます。

みらくるな変化を起こす施術やイベントが
自由なあなたへと解放します

ヒカルランドで出版された著者の先生方やご縁のあった先生方のセッションが受けられる、お話が聞けるイベントを不定期開催しています。カラダとココロ、そして魂と向き合い、解放される、かけがえのない時間です。詳細はホームページ、またはメールマガジン、SNSなどでお知らせします。

GENKIYA ★ ITTERU
元氣屋イッテル
はぴはぴヘルパー
duet with ヒカルランド

元氣屋イッテル（神楽坂ヒカルランド　みらくる：癒しと健康）
〒162-0805　東京都新宿区矢来町111番地
地下鉄東西線神楽坂駅２番出口より徒歩２分
TEL：03-5579-8948　メール：info@hikarulandmarket.com
不定休（営業日はホームページをご確認ください）
営業時間11：00〜18：00（イベント開催時など、営業時間が変更になる場合があります。）
※ Healing メニューは予約制。事前のお申込みが必要となります。
ホームページ：https://kagurazakamiracle.com/

ソマチッド

暗視顕微鏡を使って、自分の体内のソマチッドを観察できます。どれだけいるのか、元気なのか、ぐったりなのか？　その時の自分の体調も見えてきます。

A. ワンみらくる（1回）　1,500円
B. ツーみらくる
（セラピーの前後比較の2回）　3,000円
C. とにかくソマチッド
（ソマチッド観察のみ、波動機器セラピーなしの1回）　3,000円

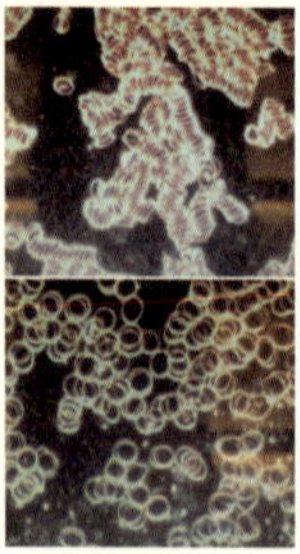

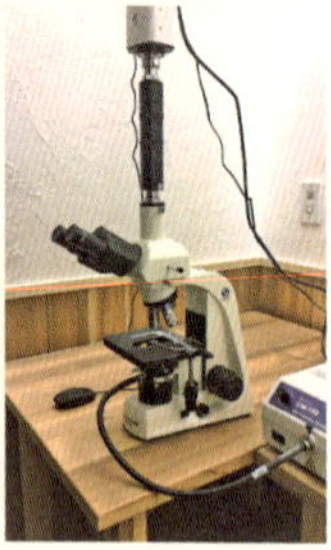

※A、Bは5,000円以上の波動機器セラピーをご利用の方限定

【フォトンビーム×タイムウェーバー】

フォトンビーム開発者である小川陽吉氏によるフォトンビームセミナー動画（約15分）をご覧いただいた後、タイムウェーバーでチャクラのバランスをチェック、またはタイムウェーバーで経絡をチェック致します。

ご自身の気になる所、バランスが崩れている所にビームを3か所照射。

その後タイムウェーバーで照射後のチャクラバランスを再度チェック致します。
※追加の照射：3000円/1照射につきご注意
・ペットボトルのミネラルウォーターをお持ちいただけたらフォトンビームを照射致します。

3照射　18000円（税込）
所要時間：30〜40分

人のエネルギー発生器ミトコンドリアを
40億倍活性化！

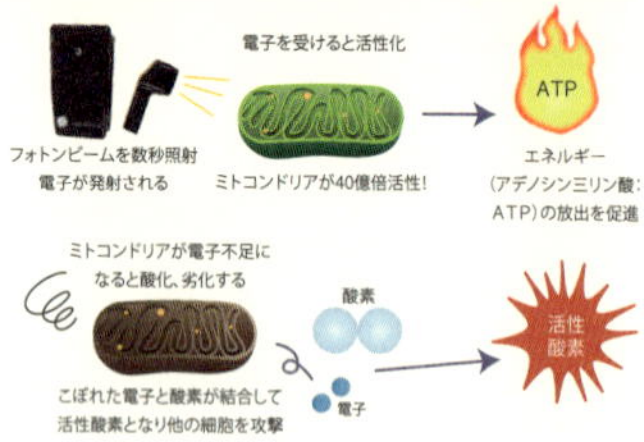

ミトコンドリアは細胞内で人の活動エネルギーを生み出しています。フォトンビームをあてるとさらに元気になります。光子発生装置であり、酸化還元装置であるフォトンビームはミトコンドリアを数秒で40億倍活性化させます。

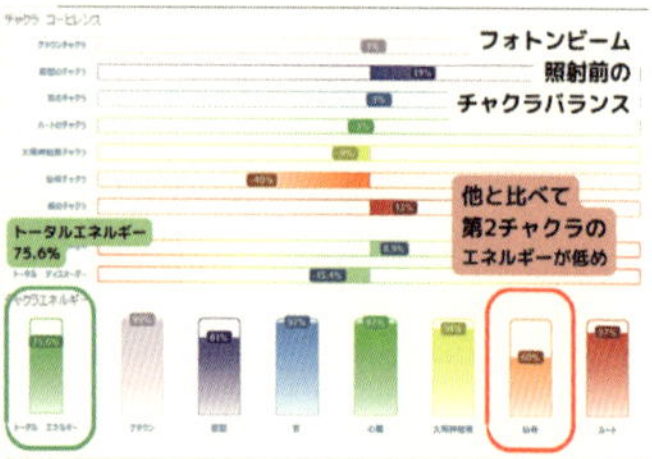

ハピハピ《ヒーリングアーティス》宣言！

元氣屋イッテル（神楽坂ヒカルランドみらくる：癒しと健康）では、触覚、聴覚、視覚、嗅（きゅう）覚、味覚の五感を研ぎすませることで、健康なシックスセンスの波動へとあなたを導く、これまでにないホリスティックなセルフヒーリングのサロンを目指しています。ヒーリングは総合芸術です。あなたも一緒にヒーリングアーティストになっていきましょう。

AWG ORIGIN®

電極パットを背中と腰につけて寝るだけ。生体細胞を傷つけない69種類の安全な周波数を体内に流すことで、体内の電子の流れを整え、生命力を高めます。体に蓄積した不要なものを排出して、代謝アップに期待！ 体内のソマチッドが喜びます。

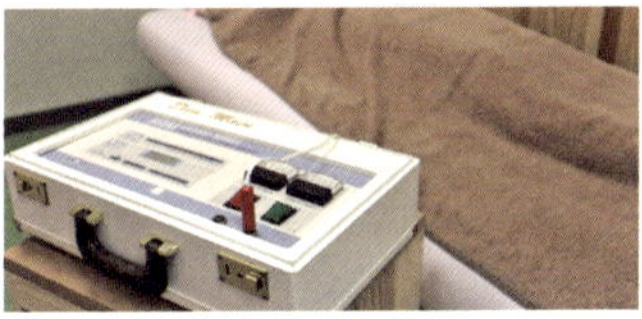

A. 血液ハピハピ&毒素バイバイコース
（60分）8,000円
B. 免疫 POWER UP バリバリコース
（60分）8,000円
C. 血液ハピハピ&毒素バイバイ＋
免疫 POWER UP バリバリコース
（120分）16,000円
D. 脳力解放「ブレインオン」併用コース
（60分）12,000円
E. AWG ORIGIN®プレミアムコース
（9回）55,000円
（60分×9回）各回8,000円

プレミアムメニュー

①血液ハピハピ&毒素バイバイコース
②免疫 POWER UP バリバリコース
③お腹元気コース
④身体中サラサラコース
⑤毒素やっつけコース
⑥老廃物サヨナラコース
⑦⑧⑨スペシャルコース

※２週間～１か月に１度、通っていただくことをおすすめします。

※Eはその都度のお支払いもできます。　※180分／24,000円のコースもあります。
※妊娠中・ペースメーカーをご使用の方にはご案内できません。

音響チェア

音響免疫理論に基づいてつくられた音響チェア。音が脊髄に伝わり体中の水分と共鳴することで、身体はポカポカ、細胞は元気に。心身ともにリラックスします。

A. 自然音Aコース　（60分）10,000円
B. 自然音Bコース　（60分）10,000円
C. 自然音A＋自然音B（120分）20,000円

お得な複数回チケットも！

3回チケット／24,000円
5回チケット／40,000円
10回チケット／80,000円＋１回無料

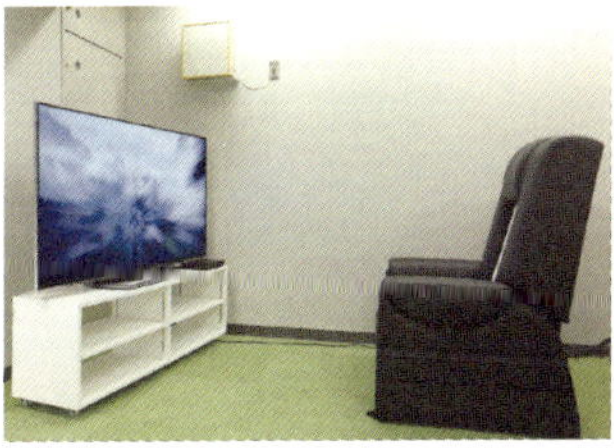